清除脑雾

科学修复你的
大脑功能与情绪健康

OVERCOMING STRESS-INDUCED BRAIN FOG

10 Simple Ways to Find Focus
Improve Memory and Feel Grounded

[美] 吉尔·韦伯 著
Jill Weber
杨威 译

中国科学技术出版社
·北 京·

图书在版编目（CIP）数据

清除脑雾：科学修复你的大脑功能与情绪健康 /（美）吉尔·韦伯 (Jill Weber) 著；杨威译. -- 北京：中国科学技术出版社，2025. 7. -- ISBN 978-7-5236-1359-7

Ⅰ. R338.2

中国国家版本馆 CIP 数据核字第 2025G1G990 号

策划编辑	李　卫	**责任编辑**	李　卫
封面设计	东合社	**版式设计**	蚂蚁设计
责任校对	焦　宁	**责任印制**	李晓霖

出　　版	中国科学技术出版社
发　　行	中国科学技术出版社有限公司
地　　址	北京市海淀区中关村南大街 16 号
邮　　编	100081
发行电话	010-62173865
传　　真	010-62173081
网　　址	http://www.cspbooks.com.cn

开　　本	880mm × 1230mm　1/32
字　　数	109 千字
印　　张	5.875
版　　次	2025 年 7 月第 1 版
印　　次	2025 年 7 月第 1 次印刷
印　　刷	大厂回族自治县彩虹印刷有限公司
书　　号	ISBN 978-7-5236-1359-7/R · 3484
定　　价	59.00 元

对星光般照亮我的
马特（Matt）、玛蒂（Maddie）和威利（Willie）
表达爱与感激。

目 录

CONTENTS

引言 … 001

法则 1 **利用认知 克服恍惚** … 007

法则 2 **熟练掌控 克服无助** … 021

法则 3 **加强连接 对抗孤独** … 039

法则 4 **提高情绪意识 克服生存模式** … 057

法则 5 **健康作息 对抗消极** … 073

法则 6 **开动脑筋 克服挫败** … 091

法则 7 **借助正念与接纳 克服易怒和压力** … 109

法则 8 **借助自我关怀 克服低价值感** … 127

法则 9 **创意加上游乐 找回缺失的愉悦** … 143

法则 10 **踏实前行 战胜脑雾** … 159

参考文献 … 175

引　言

INTRODUCTION

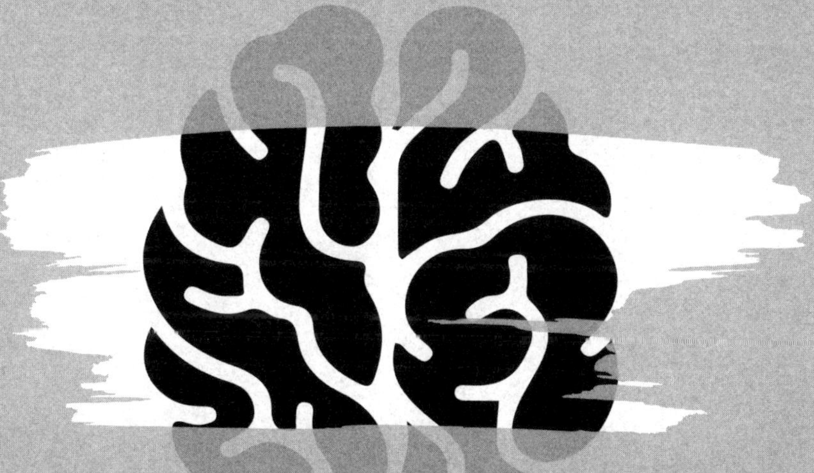

你是否曾感到疲惫不堪、难以放松？即使拥有闲暇时光，却仍难以在事业、学业和家庭等职责之间寻得一丝平静。反之，大脑默认产生一种紧张、脱节的感觉——使人精疲力竭。或者，感到反应迟缓、注意力涣散、记不清自己该做什么，哪怕尽力而为，思绪却飘忽不定，想着：为什么又浪费了一天？我应该整理车库，或清理衣橱。为何总是无精打采，混混沌沌度日，甚至深感无能为力？我这是怎么了？不敢相信过去对我而言轻而易举的事情，现在只能勉强维持。不知不觉中，又被这些缥缈思绪浪费了一个小时。你感到空虚，批评自己浪费时机，没能启动工作项目，没有教教孩子新东西，也没做些有趣的事。

可你并非特例，许多人都或多或少对此有所体会。我们生活的世界，充满变数，难以预料。人们往往承受着来自工作、学校、人际关系和家庭生活等各个领域的重负。世界上的压力不断涌现：针锋相对的国家政治，气候变化导致的干旱、火灾以及狂风暴雨，瞬息万变的金融市场，对科技进步的渴望，对人工智能的担忧，对失业的恐惧，以及经济危机等，让人望而生畏。

我们与手机亲密无间，好像需要与人24小时保持联络、随时回应。为了提高工作效率、跟上社交节奏，我们反复查看短信邮件，刷新应用程序，生怕遗漏任何电话，或错过突发新闻和社交媒体更新。

这些力量对我们某些人的影响尤为巨大，也给社会带来巨大压力。我的一些客户说自己总是"深感恐惧""如履薄冰""提心吊胆"。当本已焦灼不安的现实再与疾病、离婚、分手、出轨、死亡、失业或是生育等额外压力相互交织叠加时，你根本无法正常思考。这就是由压力引起的"脑雾状态"。

它让你无法再像往常一样调动注意力和记忆力。你感到自己反应变得迟缓、杂乱且分散。你虽然按部就班地完成任务，却深感自己与个人、爱人、工作或其他职责之间缺乏关联意义。

压力缓慢渗透，导致脑雾出现。我们的大脑高亢地保持着"或战或逃"的生理反应。因此，以皮质醇和肾上腺素为代表的压力激素在体内持续波动。情绪低落、注意力涣散、精神紧张、记忆模糊或是睡眠困难都可能与皮质醇水平长期偏高相关。所以，当自己长达一周或一月以上持续感到低迷沮丧时，你的感知并未出错。

大家普遍认为，想要成功就必须承受巨大压力、超负荷运转，不断给自己充电。可实际上，有些人暗示自己正是靠着 5 个小时的睡眠、整日不离手的咖啡和不曾遗漏的电子邮件来维持高效生活。然而这样的模式缺乏持续性。毫无疑问，人人皆有极限。也许你心知肚明，自己早已达到临界点。或许你早已感到脑雾袭来，却不知所措。无论何种处境，与脑雾共存都不是成功的先决条件——本书中所讲述的技巧方法能有效阻止情况恶化。

压力引起的脑雾不同于阿尔茨海默病或失智症等医学和神经系统疾病引起的脑雾，也不同于因手术、怀孕或新冠病毒导致的神经系统症状。因为，压力引起的脑雾并非疾病所致，而是环境压力和个人反应综合形成。久而久之，生活的重重压力让你疲惫不堪、注意力涣散，直到突破极限，让你无法健康地有效应对。

但总有办法可以助你改变现状，直至突破迷雾，拨云见日。你只需认识到当下情形皆因压力所致，学会正确应对，方能重回生活正轨。本书章节围绕大脑运作方式及其所需条件展开；对于试图摆脱脑雾的朋友来说，可以正确理解脑雾机制，激励自己做出改变。这些章节还针对脑雾的主要症状提供辅助方法。例如，你将从中学习认知技巧，对抗精神恍恼，克服脑雾带来的无能为力，更好地掌控自己的生活。书中提及的方法简单易行，基于循证医学，结合认知行为疗法（CBT）、接受与承诺疗法（ACT）、正念实践和神经科学研究等治疗模式，其有效性得到研究证明。

法则 1

RULE 1

利用认知　克服恍惚

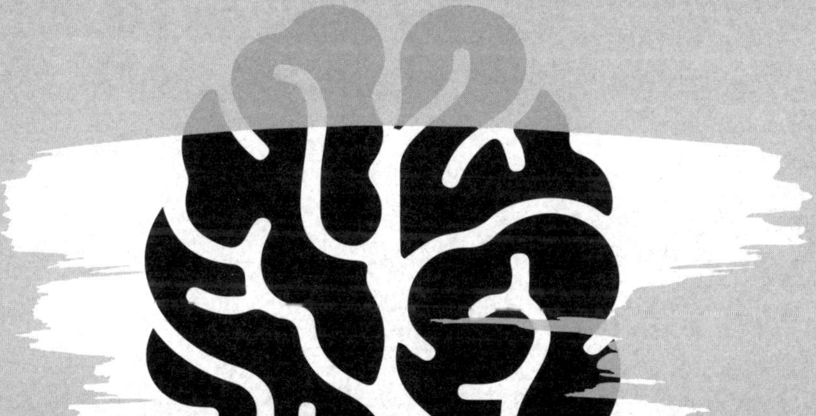

马不停蹄地奔波劳碌，会让我们精神恍惚、注意力涣散。这是因为我们越是超负荷运转，就越缺乏专注和反思的精力。就如浏览器上打开了太多标签页而计算机处理速度不够，就会出现卡顿。若是人们患上脑雾，人的大部分精力都会用于进行生活中的各种任务和职责，鲜有空间去思考应该如何调整应对。

过度盲目追求任务的完成，让你对生活和自己愈发不满。因为在不停忙碌时，我们往往精神放空，偶尔让大脑短暂休息，你会发现自己辗转忙碌于各项任务和职责之间，却与自身不甚关联。久而久之，就会形成机械的工作模式——处理日常事务、照顾老人孩子、忙于工作生活——却没有找到真正的意义与乐趣。

这种迟钝麻木、注意力涣散，甚至脱离的生存状态就是脑雾症状。你的精神飘荡在别处，而非此时此地。若你突然间感到不堪重负、与世隔绝，就意味着你的记忆没有对关键细节进行编码储存，因此思绪变得模糊茫然。记忆衰退往往让人感到压力重重、毫无头绪。有时可能感觉十分挫败，好像永远无法掌控自己的生活。为了消除深深的不满，你休憩片刻，甚至借助过度睡眠、酗酒吸毒、沉迷电视、暴饮暴食、香烟和色情来麻痹自己。第二天醒来，又循环往复。

娜塔莎的故事

来说说娜塔莎吧，这位38岁的已婚女性，是3个孩子的母亲，也是一名兼职会计师。她因为睡眠不好、压力过大，前来接受心理治疗。娜塔莎一心扑在自己的任务和职责之上。在前几次治疗中，她列举了一连串无休无止的事项——从管理孩子的日程安排、学校活动、工作任务到晚餐、洗衣、社会服务、家务琐事等。我听完，也为之深感疲惫与焦虑。

当孩子们终于上床睡觉时，她会向丈夫道晚安，然后疯狂看电视、吃东西。这就是她的应对方式，第二天醒来又继续循环往复。

据娜塔莎描述，厨房里堆满了乱七八糟的东西：孩子们的活动表格、许可证件、工作文书、仍需归还的成堆物品、去年圣诞节剩下的装饰品。用餐时间尤其紧张，因为她往往不得不订购外卖或是在最后一分钟制订用餐计划。她发现自己工作到很晚，傍晚七点钟跑到杂货店，八点钟下厨做饭。她的朋友同事经常提醒她接下来的事情，她装出一副想起来的样子，赶快让自己或孩子们做好准备——但实际上，她并不记得。表面上，娜塔莎假装一切就绪，然而在内心深处，她深感惭愧和不足。

前几次疗程结束时，我告诉娜塔莎，尽管有着大力支持的丈夫和适应良好的孩子，在大家看来她的生活和睦美好，但由于某种原因，她无法享受这种美好，甚至无法将自己与美好生活联系起来。于是，很久以来，她第一次哭了。娜塔莎开始意识到自己多么孤独，意识到她与自己的生活和幸福是多么脱节。

如果你是娜塔莎，该如何扭转这种脱节和孤独的局面呢？其实，完全可以做到——首要的任务，就是认清自己的心态以及引发这种状态的行为。

承认自己在原地踏步

患有脑雾的人往往如同在水中奋力挣扎，四肢不停扑腾，尽力让自己呼吸。与此同时，周遭波涛汹涌，巨浪滔天。尽管精疲力竭，却无法放慢脚步或是自我反思。

诚然，停顿脚步和自我反思仿佛是额外负担，需要格外努力。可生活中有些情形让人在短期内别无选择，只能匆匆而过。毕竟，只要将头露出水面，就能存活下来。然而长远来看，停下脚步、认清处境，才能奋发向上，直至踏上安全的彼岸。人总是在日复一日的自我挫败中循环——尽管面前有安稳出路，更有平静心神、激发创造、取得成功的新机。

可你也许疲于奔命，丝毫不曾意识到自己长期与脑雾斗争。脑雾确可消散，首先要做的是放慢生活节奏，充分认识对自己不利的行为模式。想让自己感到渐入佳境、成功有为，发掘出个人的存在意义，这取决于你能否清晰认识自己的精神状态以及个人的运作方式。

练习：了解脑雾

大多数人都曾有过迷糊混沌的脑雾时刻，可症状持续出现的人仅为少数，请将个人经历与症状描述仔细对照：

谈话时，忽然忘了自己在说什么。

看起来马不停蹄地忙碌着，却往往跟不上节奏。

对事情的记忆模糊，总在最后关头才想起，之后再争分夺秒赶工。

很难摒除周围事物的干扰，难以专心致志。

感到情感麻木，似乎并不了解自己的真实感受，也不明白自己对待重要事物的看法。

你在“度日”，而非真正融入生活，掌控自我。

从早到晚的忙碌令人心烦意乱，但当一切结束，又会情绪低落，或是烦躁易怒。

悠闲时，漫无目的地滑动手机屏幕——永无止尽地滑动，让人恍惚之中忘却时间。

挫败感袭来，似乎自己永远无能为力。

总是筋疲力尽。

开会时，总爱走神发呆，胡思乱想，跟不上讨论的节奏，也做不出任何贡献。

自己就像个骗子，带着伪装，害怕被人看穿。

阅尽千帆，却内心脆弱，仿佛自己顷刻间就要崩塌。

受压力水平的影响，友情逐渐变淡，不再亲密无间。

与爱人或是家人之间的关系失衡。

错失升职机会，甚至工作岗位。

失业也随之而来。

巨大的压力直接或间接导致诸如睡眠困难、饮食不规律或是高血压之类的健康问题。

回顾上述情形和似曾相识的经历，才会更真切地意识到脑雾是如何影响我们的生活。生活杂乱无章、一地鸡毛之余，可能再也难以与爱人共建良好健康的关系，也无法在职场中挥洒自如，陷入记忆衰退或组织能力减退的种种困境。这本书将帮助你正确应对脑雾，突出重围。

脑雾的表现形式多种多样，它到底是由什么原因导致呢？实际上随着时间的推移，反复经历的压力变成了慢性困扰。这种慢性压力不仅影响身体健康，还会影响大脑思维。

慢性压力如何影响大脑思维

“或战或逃”是进化过程中形成的生存机制。当感知周围环境存在危险时，大脑中负责情绪处理的杏仁核会立即向下丘脑发送信息。下丘脑触发交感神经系统，调动并应对威胁。这一信号会给身体带来一系列变化：呼吸加速，心率、脉搏和血压上升，消化变慢。此时大脑只有一个目标，调动所有精力集中应对眼前的威胁。

当我们遭遇典型的急性压力源——比如，突然看到墙上的蜘蛛，或是眼看汽车向我们驶来，只有几秒的时间闪躲——我们就会做出战或逃的反应。随后，在副交感神经系统的作用下，身体逐渐恢复基准状态，我们感觉自己又回到了自然状态。然而，某些压力源在本质上则更为宽泛和抽象，如医疗疾病、工作调整、家人离世、婚姻破裂等重大事件或人生危机，或是来自亲子关系、外部社会甚至政治生态的压力源。通常像脑雾这样导致长时间痛苦的压力源，会给大脑带来不利影响。原因在于当经历慢性压力时，“或战或逃”的反应仍然在线，皮质醇或肾上腺素等压力激素依然持续在体内跳动。

与身体压力反应相关的激素和神经递质会影响人的注意力、参与度、学习力以及记忆力。研究表明，参与身体或战或逃反应的神经递质会影响海马体等涉及学习与记忆功能的大脑结构（Vogel & Schwabe，2016）。压力会造成大脑损伤，尤其影响记忆力和学习力。

沮丧低迷、注意力涣散、记忆力减退、精力难以集中或是睡眠困难等问题可能与长期的高皮质醇水平有关。所以，当你发觉周围似乎朦胧不清时，实则自己已身陷迷雾。大脑没能有效应对你所处的环境。记忆功能、处理能力、学习能力和接受能力都会受到影响。

好消息是，你可以改变不良循环，重启理想人生。

娜塔莎自我意识的建立

娜塔莎来寻求治疗时，她当时的情况很糟糕。她几乎无法承担个人职责，并且总是觉得自己效率低下。我们一起讨论了身体的应激反应，娜塔莎记录了后来一周的身体状况，开始逐步理解这一身体机制。她用手机便签记录了自己的饮食模式、睡眠周期、能量水平、体育锻炼和记忆力。到下一次就诊时，其自我意识呈指数级增长。

娜塔莎意识到自己的平均睡眠只有5个小时，总是在摄入碳水化合物，而当她停下手脚时却倍感精疲力竭。白日里，无论做什么，她都心跳很快，思绪也会随着任务清单、内心打算或是其他事情而变化。据娜塔莎所言，工作时，她整日坐在办公桌前，除非去洗手间，她几乎从不起身。她也意识到自己常常健忘。前脚才收到一封关于工作项目或孩子学校的电子邮件，后脚她就走神分心，所以她刻意地努力记住除当下外的任何事情。

有了这种新的认知，娜塔莎开始深入了解自己的生活和工作方式。她意识到自己陷入无尽的恶性循环之中——没有给自己提供如规律睡眠、充足营养、锻炼放松等有益的生活条件——同时又因能力不够而深深自责。

> 她知道这种自我批评的想法只会使应激反应持续下去。娜塔莎不再自我惩罚，而是把个人处境理解为脑雾问题。这种意识促使她做出改变：尽力调整生活习惯，更好照顾自己，减少脑雾困扰；当她遇到困难时，对自己多一些同情，少一些自责，这样她就能集中注意力，改善个人状况。

现在轮到你来为自己构建这样的认知了。

练习：了解身体的应激反应

稍做停顿，用心思考。自己是否陷入恶性循环，无法得偿所愿，而你的反应只是麻木或自责，不断自我加压，向内心的野兽缴械投降？下周，请追踪跟进以下内容：

1. 每晚的睡眠有多少个小时？

2. 健忘的频率如何？

3. 营养状况如何？记录自己是否均衡摄入果蔬、蛋白质和全谷物等。记录自己因暴饮暴食而麻木迟钝的时间。记录自己因没吃饭而大脑供能不足的情况。

4. 一天中不同时段的能量水平是多少？

早晨——高、中、低？

午间——高、中、低？

夜晚——高、中、低？

5. 心不在焉或白日做梦的频率是多少？每时、每日还是偶尔？

6. 心不在焉的程度如何？收到新消息时，是在记忆中编码储存或在日历中输入记录，还是会立即被其他事情分散注意力？胡思乱想的频率如何？

7. 运动量如何？每天会散步或是锻炼吗？长期久坐吗？是否步履匆匆，从未放松？

8. 身体的压力有何症状？有没有心跳加速，思绪纷飞，身体紧张，胸闷，胃痛？

坚持使用日记来记录自己对不同压力的反应。记下任何让你印象深刻的东西。找出压力影响最大之处，有助于集中精力克服脑雾。

现在，你对压力和脑雾的日常体验已有了更多的了解，请思考通过减少压力和克服脑雾，能获得什么？有些事情正在激励你做出改变，就像现在拿起了这本书。如果你的头脑更加清醒，如果重新回到生活正轨，如果工作方式效率提升，你会获得什么？

练习：思考克服脑雾的目标

以下是克服脑雾的常见目标，请勾选适用于您的选项。

- 提高工作效率
- 工作有所建树
- 业绩提升
- 对生活现状感到知足
- 成为更好的父母
- 成为更好的伴侣
- 提升自我价值
- 掌控个人选择
- 内心平静
- 与孩子、朋友或家人在一起时感觉轻松自在
- 感觉自己有能力、有作为
- 回归自我，真诚待人
- 不再觉得自己是个骗子或冒牌货
- 生活中充满更多欢声笑语

在日记中尽情写下特别重要的目标。如果还有其他目标未能列出，您可能也想写一写，帮助自己进一步了解通过克服脑雾期待实现的目标。

你现在所建立的意识，是朝着更好地照顾自己、应对当前压力和摆脱脑雾困扰所迈出的第一步。

重整旗鼓

慢性影响让人几乎无法停下脚步思考。如果你深陷脑雾之中，是时候进行心理重建了。这种重建从自我反思开始，就像你目前构建的意识一样，它会逐渐根深蒂固。因此，请继续关注脑雾对大脑、身体和生活的影响，让我们在未来的人生旅程中摆脱这种令人衰弱的循环。下一步将寻找方法建立能力感和掌控感，而此时，你可能只是倍感无助。

法则 2

RULE 2

熟练掌控　克服无助

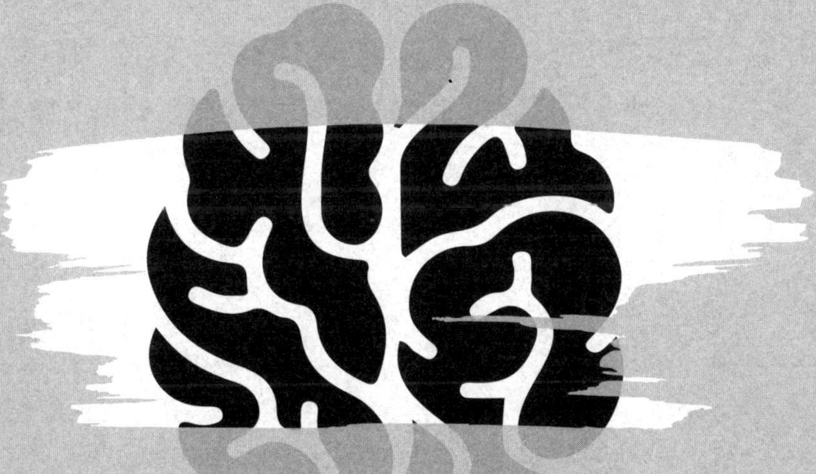

你为了实现遥不可及的目标而自寻烦恼：承担所有责任，拼尽全力工作，成为完美伴侣或家长，还要显得得体大方。一旦失败，就会自暴自弃，像某些客户所说，觉得自己“一无是处”“原地踏步”，或者“徒劳无功”。往往，面对这些困境，感觉自己不知所措。

当我们的期望远超自身的应对能力时，就会变得十分无助。知道自己无能为力，却又无法改变自身处境，应接不暇。如果时间停止，也许我们可以恢复状态，重整旗鼓。然而，时间长河奔流不息，我们需要的是片刻停歇，细细思量，再积极应对。

陷入困境的人，可能毫不情愿，甚至完全反对“停下脚步、反思自我”的行为。内心的冲突往往不仅关乎时间，还关乎难以接受的无可奈何。或许你认为，放慢速度并加以改变，等于承认了自己的失败。而咬紧牙关坚持下去，更让人难以接受自己的失败。

即便感到自己犹如溺水般喘不过气，却仍日复一日地循环下去，从而导致自己认为无须暂停或是从长计议，继续按部就班。从长远来看，你的处境毫无改善，这样的生存方式只会弄巧成拙。但在当下，这往往更可取，意味着你不必承认被生活压垮的残酷现实。

诺亚的故事

诺亚过来寻求治疗和帮助并非自愿。妻子让他找人谈谈，否则就会离他而去。诺亚向我描述了过去动荡不安的一年。在新冠疫情之前，他的办公室周围都是朋友和同事。每月一次的出差让他享受着生活带来的刺激和新意。他深爱着妻子和两个女儿，总是期待着回到家人身边。工作出色的他屡获奖金和荣誉，得到提拔重用。在家里，妻子和女儿都很喜欢他这位积极互动、充满爱心的父亲。妻子在婚姻中非常幸福，这也是诺亚骄傲的来源之一。

然而，突如其来的新冠疫情，结束了这一切。诺亚和妻子开始在地下室全职工作，孩子们在家里进行线上学习。诺亚感到自己在生活的操纵下度日。在工作和孩子的需求之间来回奔波，结果还是一地鸡毛。他一边打着工作电话，一边尝试让孩子登录他们的远程学习平台。回到办公桌后，常常忘记刚才打算做什么。重新开始工作，又被妻子打断。她因接了一通工作电话，导致孩子错过在线任务而感到不安。诺亚放下一切，尽力帮忙，而后再次回到工作岗位，对当下的目标满是困惑。他经常上网冲浪，不停地刷着社交媒体，试图分散自己的注意力，企图摆脱跟不上时代节奏以及新冠疫情带来的压力，不知何时才能到头。忙完一天，他感到失望，感到挫败。心想，努力又有何用？

更重要的是，新冠疫情不仅增加了诺亚的日常工作量，还限制了他得以解脱的选择。诺亚不再呼朋唤友，不再去锻炼身体，也不再看电视体育节目——这些都是他过去一直喜欢的活动。他不再有能力应对工作和生活，无法厘清思绪，也不能保持专注。最后，总是以过度劳累和昏昏欲睡来结束他的一天。久而久之，诺亚感到越来越疲惫不堪，和妻子也总是冲突不断。他彻底失去了专注能力和奋斗目标。仿佛一事无成，却又无能为力。

长期处于压力状态下，人会陷入一种徒劳无功的压力应对模式：不顾压力、咬牙坚持。不当的行为模式会反复重演，形成“自我实现预言”效应。承认自己无法改变未来的思维模式，或许注定了你的命运别无选择，犹如沧海一粟。这种极度无力感，就是心理学家所说的习得性无助。它意味着你不再雄心壮志，不再满足需求，也不再热爱生活。

习得性无助与脑雾

脑雾的症状包括感到挫败、身心疲惫以及注意力下降等，为习得性无助创造了条件。我们开始反问自己，如果注定失败，努力尝试又有何意义？一旦出现习得性无助，人们往往容易放弃。我们不再努力适应环境或是驾驭周围环境，只是觉得成功遥不可及。可能对生活束手无策——工作变动或失业，感情波动或是形单影只，政局动荡，健康堪忧——只感到无能为力，脑中迷雾重重。

人格心理学中，“心理控制源”（locus of control）定义了一个人在多大程度上认为自己对个人成败负有最终责任。“locus”一词在拉丁语中是“位置”的意思，你的控制源归根结底在于对生活的掌控感受，是内在还是外在，是源于自己还是无法左右的外部力量。

多年来，人们对控制点进行了广泛的研究。事实证明，内控型人格关乎我们是否健康积极、情绪稳定，是否拥有良好人际关系，或是事业有成。而如同诺亚一样的高度外控型人格——感觉个人生活完全由他人掌控——更容易出现脑雾以及抑郁、酗酒等症状，因为你试图应付自己的情绪。调整你的心理控制源，学着在掌控范围内承担相应责任，应对压力环境，采取巧妙方式克服脑雾——而非软弱无助、听天由命甚至自我惩罚。

值得注意的是，高度内控型人格并不一定意味着对生活享有绝对控制。面对极其重要的时刻，尽管自己无力抉择，却也无法逃避。同样，高度外控型人格并不意味着你因此成为一个糟糕、软弱之人。

心理控制源的形成具有诸多因素。成长过程中，家人如何看待你的成败是其中重要原因。例如，赞赏你所取得的成功，而忽略你所付出的努力，可能会让人形成高度的外控感：因为你的自我价值取决于外部评价以及评价是否积极正面，而非取决于个人努力程度。如果家人将自己的人生历程归咎于外部作用，或是没有承担充分的内部责任，你也可能因此持有高度的外控感。而你从小到大与个人无法控制的外部事件做斗争，例如社会经济地位、创伤、虐待、战争或社会动荡等，也可能容易产生高度的外控感。

饱受脑雾困扰的你，或许是因为自身强烈的外控感，又或是因为人生中曾在良好的控制感和能动性中受益匪浅。当遭受过多的压力冲击，心态失衡，我们不再觉得自己拥有曾经的控制感；心理控制源逐渐由内而外，直至自己彻底放弃。

开始理解和应对脑雾，需要认识自己是否将精神状态归因于个人无法控制的因素。是将影响成败的主要因素归于自己，还是归于注定失败的那股力量？如果你总发觉自己对生活琐事感到愤怒、怨恨或是不安，那么适时反思将大有益处：自己如何看待人生的起起落落，有多大的能力，承担了多少职责。如何内化控制源，正好充分说明了个人是否具备高效、专注、积极、投入的能力。

练习：反思你的心理控制源

谁在掌控你的生活？请以“是”或“否”回答以下问题。

1. 是否觉得生活中有好事发生是出于偶然的好运吗？

2. 当遇到挫折，会责怪他人吗？

3. 每当心烦意乱，是否感觉情绪失控？

4. 与朋友 / 爱人 / 家人发生争吵时，会反复提醒自己对方的过错吗？

5. 当人际关系或职业生涯遇到障碍和挑战时，是否倾向于放弃，选择分手或调动？

6. 是否觉得自己只是在应付当下？

---

7. 是否将个人心态归咎于外部事件（如政治局势、全球危机、工作压力、家庭变动、婚姻破裂等）？

8. 即使生活陷入困境，是否仍然循环往复？

9. 是否会为自己的精神状态寻找借口？诸如："压力太大了""不能再做了""人太累了""我太忙了""人们对我期望太高"，等等。

10. 是否认为努力工作、走出舒适区、采取新对策等行为并不值得？

如果所有问题都得到肯定回答，表明你有很高的外控感；对部分问题做出肯定回答，表明你在某些情况下会外化心理控制源。如果你的外化程度超出了健康范围，试着改变自己，寻求更为内化的方法。

当他完成这项练习时，诺亚清楚地看到，自己只是按部就班、应付各种障碍，他发觉自己其实十分脆弱，既没有韧性，也不会变通。他将自己的精神状态归咎于身体不适（肺炎），而不敢承认现实：职场高压让生活愈发艰难、富有挑战；可我们仍能想方设法积极应对这场压力，只是诺亚选择对此无动于衷。

想想自己是否总为目前的处境寻找借口，并安慰自己这是外部力量的产物。若是如此，不妨思索片刻，是否在迷雾中忽略了其他途径——一条对你来说更为可行的选择，让你感到得以胜任、充满活力、富有雄心壮志的道路。掌控感越强，人就越踏实。努力成长，积极应对生活，就会看到回报。

自怨自艾的陷阱

当然，是否能够有效控制生活，并非我们面临的唯一问题。当周围处境逐渐超出我们的承受能力，我们目前的应对方式还倾向于自怨自艾。当人生处于困苦艰难、压力重重的阶段，仿佛毫无改善的可能，你或许选择自我放弃，把自己当作生活的牺牲品。这是合理的反应，但它只会加剧困难、徒增压力，使人更难从脑雾中解脱出来。

面对艰难时刻和难以把控的局面，你并非个例。生活中，我们面临各种各样的人和事，既要面对无法预测的未来或无法操控的结果，又要面对固守自我的他人。有时，文化传统、政治因素或是经济事件也给生活带来巨大影响，让人难以应对，进而导致了慢性压力和脑雾的形成。对此感到失落难过，也情有可原。若是自己早已深陷脑雾之中，你可能加倍难过，因此，重要的是学会抵挡自怨自艾之情。解决办法在于借助自己逐步掌握的内控感，细细观察，寻找突破。

练习：认识自我掌控的范畴

下列事物或许超出了个人掌控，仔细阅读思考，能否提升自己应对下列情况的能力。

反应情况

健康行为

平和心态

自我价值

对改变持有何种态度

营养状况

体育锻炼

空闲时间

与他人的界限

自我照顾

消极想法

焦虑情绪

快乐情绪

心情状态

愉悦感受

爱的能力

即使在极其艰难的处境下，我们的所作所为、所思所感都可以适当控制。你能想出其他方法让自己不那么无助吗？

在本书中，我们将讨论如何更好地控制自己在困难处境中的反应。我们有理由关注行为的改变。神经科学揭示，任何行为都会激发大脑中的某些神经元。对于习惯性行为，神经元也会规律作用。如果神经元经常规律性放电，这些行为就会在大脑中根深蒂固。这就是为什么某些反应方式明明无助于摆脱脑雾——比如诺亚在面临巨大压力时上网分散注意力，但却成了你的直觉：自动、本能的习惯。因此，当行为改变时，大脑也会改变。持续做出不同行为，让大脑发生变化，使新的行为变成更加快捷、本能的反应。

熟练掌控　影响大脑

唐纳德·赫布（Donald Hebb），是神经心理学领域的杰出科学家，致力于研究大脑神经元与学习行为的作用。赫布提出了学习过程中大脑神经元发生变化的理论：当新的学习行为反复发生时，神经元受到持续的重复刺激，传递效能增强，未来更容易产生作用。这是新的学习行为在脑海中日渐深刻的方式：随着时间的推移，神经元在大脑中彼此组成联结，从而形成记忆印痕。这也是为什么大脑试图降低能耗，反复触发固有、熟悉的回路。因此，尽管深陷脑雾让人痛苦不堪，但对大脑来说却易于应对，面临压力时，大脑只会调用那些固有的、陈旧的神经元模式。

好在，神经科学表明，大脑远比我们想象的灵活。当我们长期接受重复经验时，大脑也会相应地适应并成长。运动员、音乐家和僧侣以运动、演奏和冥想等特定方式提高了大脑容量。失去听力或视力的人在其他感官的神经元连接方面有所增强；例如，聋人往往更有能力关注视野周边的事物（Bavelier et al，2006）。

神经元的可塑性意味着，改变行为习惯和思维模式会在物理层面上改变大脑连接。这也意味着，至少在初期，尝试改变习以为常的行为会很困难。假如你总是走同一条路去杂货店，那么只有有意识地努力训练大脑，才能适应新的路线。大脑更喜欢按照轻松、熟悉的方式运转，因此我们要慎重决定。一旦走惯了新路线，新的神经元就会经常放电，慢慢变得毫不费力。

若是身处脑雾之中并且处于习得性无助的状态，重新连接大脑或许能让人得到慰藉。涉及思维、动机和注意力、集中力的突触通路会被新的学习内容所改变。当大脑反复处理新事物时，就会发生变化。产生脑雾的过程——大脑以特定方式做出反应，久而久之，逐渐习以为常——也是帮助你再次变得专注和平静的过程。通过改变思想和行为，反复养成新的应对习惯，就会产生积极变化。

而当你感到无助、失控、无法摆脱脑雾，觉得事情毫无希望时，就会产生自怨自艾之情。为了让自己带着新行为和新变化重回生活正轨，不妨想象一下，如果不再经受脑雾困扰，生活会是什么样子？如果没有陷入无边困境，而是熟练应对这种无助，你会是什么样子？

练习：没有脑雾的生活会是什么样子

脑雾让人心烦意乱、疲惫不堪，让人感觉自己无以应对宏伟目标。不过，我们可以花点时间想象一下，源源不断的压力和“如履薄冰”的感觉就此结束。与家人、爱人的关系融洽。个人困扰和职场问题已经解决。不再觉得自己是个骗子，不再觉得自己无力改善。所有重担已然卸下。世事尽在掌控。你的生活会是什么样子？你会做何感想？最重要的是，你将如何自处？

花点时间，写写日记，以下提示可供参考。

如果不曾感到压力巨大，那么我会做……

如果不曾如此注意力涣散，我会开始……

如果感到力所能及、条理清晰，我会……

如果能集中精力，我会……

如果心态平静下来，我会开始……

如果没有慢性压力的困扰，根据自己的生活设想，制定一个目标，写在日记里。

你可以通过目标设定来重新连接大脑。从一个大目标或是小目标开始。关键在于即便生活压力和脑雾困扰将你重新拖入无助的泥潭，也要坚持自己的目标。

以诺亚为例，当谈及脑雾之外的生活，他才最终意识到，如果想要继续在家办公，相应减少常驻公司和频繁出差的机会，自己创业或许更合适。起初，诺亚早早就遏制了这个念头。一想起来，就不知所措。他说："甚至无法想象该如何应对。"然而，这个想法却如星星之火。他开始每天用一刻钟时间，独自一人，静气凝神，思考自己的身体和思想在发生什么变化。他坚持练习，几乎不曾间断。这个小小的自我空间，开启了诺亚的成长之路。他重拾过往的生活，积极锻炼、进行夫妻沟通、聘请保姆，直至觉得自己的创业目标不再遥不可及。

你可以像诺亚那样，通过专注练习来重新训练大脑。

重新训练大脑

大脑总有办法抑制内心的渴望。知道自己要做什么，却无法鼓起勇气付诸实践。也许你想坐下来用另一种方式思考人生，可不知不觉就刷起手机，看看网上可爱的小狗或其他事物。一天下来，斗志全无，第二天周而复始。往往拖延在于自己无法有效控制思维，我们可以学着如何聚焦。

练习：每日 15 分钟聚焦

每天坚持练习，训练大脑注意力，不仅在于完成任务，更应为自己设定深层目标。这个办法简单快捷，但需持之以恒。设置日程提醒，无论如何，强迫自己每天练习 15 分钟，并坚持下去。

1. 设置 15 分钟的闹钟。

2. 回顾此前练习中所写，想象没有脑雾的生活，为自己制定目标。

3. 思考若是没有慢性压力，你将如何一步步将其实现。

4. 朝着目标，迈进一步。这一步可以是你在 15 分钟之内专注的事情，如记录账单或财务状况、搜索求职、研究兴趣爱好、致电会计师或是建立网站。它既可以是轻快地散步、重新联系老友、与家人共度时光、全神贯注地呼吸。也可以是给其他日程专门安排时间，例如，每周二、周四早上散步，发邮件给同事安排时间共进午餐、集思广益寻找机会，参加课程学习或是每月读书活动。

5. 承诺自己，每周至少要朝着更大的目标迈出一步。

6. 15 分钟结束后，继续你的生活。

每天坚持练习，这样就不会忘记初心。

为反思练习留足空间，你会发现目标不断发展壮大，有时甚至发生改变，可能会有新的目标。没关系，只要我们腾出空间思考深层的渴望，采取有效行动即可。

重整旗鼓

或许有时感受不同，但最终，你会选择合适的方式掌控人生。你可以继续沉浸于暂停的生活之中——在脑雾、习得性无助以及自怨自艾之中无法自拔——大脑连接也将保持不变。你会停留在精神涣散和疲惫不堪的状态中。如果允许自己做出改变，大脑会展现惊人的适应能力和成长能力，而关键在于给它新的体验。从每天 15 分钟的聚焦开始，给大脑重新连接的机会。就像开启新的健身计划，最初虽困难重重，慢慢变得轻松。接下来，让我们看看如何与他人建立联系，如何克服脑雾带来的社交孤独。

法则 3

RULE 3

加强连接　对抗孤独

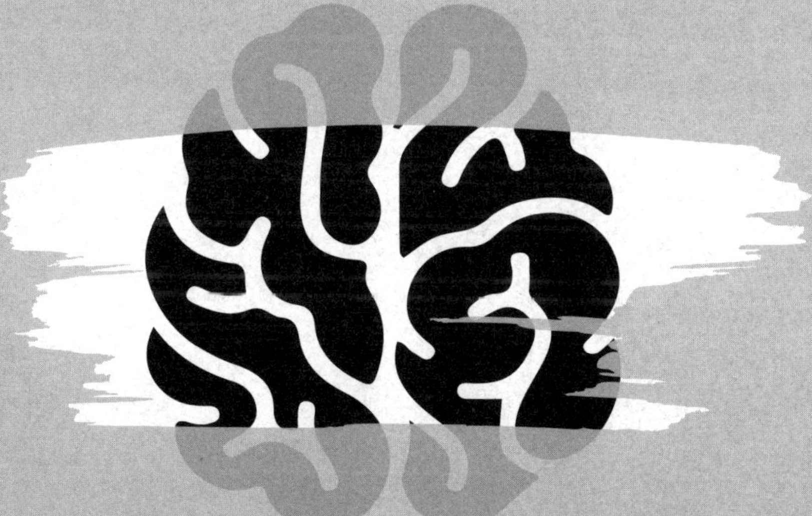

如果你深陷脑雾的泥潭之中，旁人很可能难以真正看清你的困境，或对你知之甚少，不了解你的苦楚。你与他们周旋，仿佛深谙社交之道，却只停留于表面的泛泛之交。也许你害怕旁人了解内情，对你有所评价，或是觉得自己没有时间精力与人相交。即使试图让他们走进内心，打心底里还是不相信任何人能给你依靠。

狡猾的脑雾让人误以为，加强社交方面的投入会招致更多动荡。如航船濒临沉没，船上之人必要有所取舍，卸下重量，才能保持漂浮。而濒临崩溃时，人际关系也让人不堪重负。因为身边没有信赖之人而造成的情绪影响，或许在这场恐慌中被你忽视。缺乏人际交往非但不能助你到达安全彼岸，反而让人迷失于茫茫大海，漂泊不定。

当船舶沉没时，不加强社交，就如同将救生衣弃于船外。人际关系如衣食住行一般，对生存和成功至关重要，能够扭转极端恶劣的情况。没有了人与人的相互依存，文明无法延续，人类也难以为继。

正如本章所言，大脑天生就有与他人建立联系的能力。当这一自然需求无法被满足时，人们也无法体会人际交往的意义，逐渐滑向孤独痛苦的深渊。我们变得焦躁易怒、沮丧低落，毫无亲密信赖之感。没人可与之进行思想共鸣，或是交流新见，因此我们的生活逐渐失焦，不堪重负，我们开始不知所措。

与社会脱节，并非一蹴而就。当生活不断抛来压力时，人就会渐渐远离亲密交往。随着互动的减少，消极挫败和自我批评也会日益增长。

卡珊德拉的故事

卡珊德拉善于解决问题。她能改善生活中的一切：丈夫、工作或是孩子。每当问题来临，她就切换成“解决模式”。丈夫对此心知肚明，在她看来，丈夫一直受益其中。然而某天，结婚15年的丈夫却突然告诉她，自己不再爱她了。卡珊德拉倍感惊讶之余，回避个人感受，立马开启了解决模式。

在接下来的6个月里，她试图说服丈夫，使之相信夫妻关系可以改善。她开始改变穿衣风格，试着更加风情或是有趣，减少抱怨，甚至一起参加了婚姻治疗。可一切都无济于事。当丈夫最终离开时，她站在空荡荡的客厅，不敢相信这一切。

起初，卡珊德拉不知所措，在父母和密友面前掩面哭泣，但当震惊逐渐消散，她便不再开口。独自一人担起重任，全职工作，抚养一双幼儿，搞定离婚和监护等法律事务。她无所依靠，无处倾诉，只能独自承受无数矛盾情绪。

久而久之，卡珊德拉愈发感到精疲力竭。她的大脑长期超速运转——思前想后、反复修改计划、自我怀疑，与此同时，她深陷困境，无法有效解决问题以及做出抉择。在经历了几次轻微的交通事故后，某天她猛然发现自己刷牙时用着皮炎软膏而非牙膏，于是她开始担心自己是否患上神经系统疾病。她去看了保健医生，告诉医生自己无法正常思考，大脑可能出了问题。经过一系列的医学检查，医生确认她身体健康，并转介给我进行压力管理。

首诊时，她面带愧色地告诉我，自己根本无法集中注意力。交谈过程中，她常常思绪涣散，记不起自己的观点，也不知道自己想说什么。不难看出，卡珊德拉操心过度，得不到有效的支持和帮助。她终生信仰的自力更生和绝不妥协，却拖了后腿。

身边那么多亲朋好友，为什么不向他们寻求帮助呢？她也曾考虑过，想过敞开心扉，与人分担。但每当准备倾诉时，都会遇到阻碍：不想让父母担心，不想影响自己苦心经营的友情，他们会认为她彻底失败，她也不希望他们因此对她的孩子另眼相看。

卡珊德拉也与人相处，她是小学教师，经常接触各种学生以及不同家庭。为了让自己看起来“正常”，不成为他人负担，她坚持只谈基本生活，或者自我打趣。打电话时，朋友可能听到她的孩子在背后尖叫，卡珊德拉却说：“梦想成真。”朋友家人都以为她一切正常。

可事与愿违，她感觉自己很不正常，没有归属感。在无须围着孩子或工作打转时，她在反思自己的不足，感觉自己是个彻头彻尾的失败者。她思绪万千，不知所措，该如何面对生活，如何重获安稳，似乎孤立无援。与此同时，卡珊德拉自力更生的信念告诉她，需要帮助是软弱的表现，应该自己解决问题。对他人隐藏情绪，同时又感到无所适从，这给卡珊德拉造成了内在紧张，阻碍了她参与孩子家人、同事、朋友的生活，最重要的是阻碍了自己的生活。

卡珊德拉正在经历疏离，这是脑雾的常见症状。

疏离的人生

疏离是一个连贯的过程，既可以轻微脱节，也可以完全孤立。你可能身处人群，却心不在焉，没有真正建立连接或是感到存在。可以耐心听人倾诉，却对自己的艰辛困苦绝口不提。反之亦然：你滔滔不绝，而旁人感到自己不被重视。或许你已经成家立业，却每晚饭后躲在地下室看电视，与孩子不甚交流，或是回避配偶。你的生活已经不堪重负，从未真正停歇。还有更极端的疏离案例，感觉太过压抑而从不出门，或是社交焦虑而从不结交新人。

无论处于怎样的疏离程度，若人际交往的基本需求得不到满足，你就很有可能会转向其他途径，开始自我否定。例如，毒品和酒精的兴奋作用，往往瞬间带来归属感。当然，这些效果转瞬即逝，并且充斥着前所未有的孤独。同样，物质主义或疯狂购物带来的短暂快乐则需要更多物欲来满足。

试想一下，有哪些微妙的方式破坏了人际交往，是否寻求其他快速解决办法，而没有努力建立亲密关系、恋爱感情和社区联系。还有一些饮鸩止渴的做法，这些做法让我们暂时感觉与他人联系紧密，长此以往，实则导致孤立脱节。例如：社交媒体强迫症，滥用酒精，沉迷购物和电视，外貌焦虑或是过度整形，评判他人，热衷八卦，过度控制他人（情绪或身体），报喜不报忧，光顾着谈论自己，过度关注他人而忽视自身问题，疯狂工作，只重利益等。

这些行为可能让人一时感觉良好，可长远来看，不仅会加剧社会孤立，还会加速认知能力下降。

为什么需要人际关系

无论生活中是否享有亲密关系，你总顾虑他人。考虑别人想要什么，最终能够获得什么。想象人们对你的评判，或许也对他们做出判断。你可能会因人际关系的缺陷而自责，或是以为别人不喜欢你展示真实的自己。

根据社会神经学专家马修·利伯曼（Matthew Lieberman，2014）的说法，当大脑处于休息状态时，我们会不自觉地“心智化”，将心比心或是演绎各种关系场景，包括他人的想法、感受和动机。当大脑空闲下来，它会试图理解我们以及社交世界。大脑对社会自我的思考达到如此程度，令人惊叹不已。心智化是一种进化方式，确保我们不会忽视他人在生活中的重要角色。

著名心理学家玛丽·安斯沃斯（Mary Ainsworth）开展的

基础研究，呈现了婴儿出生后如何与主要照顾者建立依恋关系。从一开始，这就是人类的天性。出生不久后，新生儿会抓住照顾者的手指，当被人温暖环抱时，他们更容易入睡。父母的回应可以有效满足婴儿需求，如果对照顾者形成安全良好的依恋关系，大脑也会蓬勃发展。

即使是独自生活、非常独立或是性格内向的个体，也仍然需要社会联系来保持心理健康，这一需求持续到成年。生活中与他人亲近，有助于保持现实观点和乐观心态，调节情绪体验。当我们的情绪和需求反映在伴侣、朋友、邻居、家人和同事身上时，我们才会感到安全踏实。当心声被人倾听、得到他人重视，当感觉有所归属、时刻被人需要时，神经系统才能长舒一口气。原因在于积极的人际关系能够阻断我们消极的螺旋思维，降低身体的压力反应。

当人际关系不尽如人意，或是亲密关系缺乏安全感，甚至感到无依无靠时，我们就会渴望弥补这种缺失。我们不断重复关于他人或自我的消极思想，试图理解甚至证明当下处境合情合理。这带来一股挫败感，让人格外关注负面事物。

阅读后续内容时，请花点时间思考一下与他人相关的个人想法。自己是否陷入了超脱思维的常见谬误之中？

依靠自己　生活更好

告诉自己可以而且应该独自应对困难，这充满吸引力。文化根源使人羞于无助，并将独立进取与力量、韧性混为一谈。独自应对也会给人带来自豪和安慰，并保护自己免受敞开心扉的伤害。立竿见影的效果下，你的合理化解释会使自己继续深陷泥潭。长远而论，你切断了与他人建立有效亲密关系的机会，无法真正地治愈自己。

社交孤立合理化的常见例子：

人生如戏。

我其实厌恶他人。

啊，与人交往真是费劲。自处使我更加快乐。

无人能改善我的处境。

我需要耗费所有精力来应对疯狂人生，人们总有各种要求。

还是一个人过得更好。

若是能够独自安好地度过一生，而无须什么交际，绝对是个神话。呈现脆弱一面，让别人走近我们、加深了解，我们才能变得更强大。

有趣的是，研究表明，当我们觉得对他人有所助益时，大脑中的奖励系统就会启动。所以让他人走进生活，他们需要，你也需要。

认为自己格格不入

若无法维持定期、亲密的社交互动，则意味着你的社交力量日渐式微，更难捕捉社交互动中的微妙细节，更难获取其中的非语言信号以及直觉本能反应。不常与人见面，或是见面也心不在焉，会让人缺乏归属感，仿佛别人不在意甚至不希望你在场。这样一来，可能加倍误解他人动机或将其视作仇敌。社交互动的技能可以重组，你却选择了忽略，选择了事后猜疑和批评自己。这种自我挫败的恶性循环让人感觉不好，让人更想回避人际交往。

责怪自己或他人的例子十分常见，不仅带来焦虑恐惧，还会阻碍完整自我的实现，比如：

自己好像格格不入。

她为什么那样看着我？

他说我看起来不一样是什么意思？她一直盯着我看。

天哪，太可怕了。他们一定认为我很傻。

不敢相信我说了什么。现在他们觉得我怎么样？

为什么我总无依无靠，而他们却能获得支持？

对大多数人来说，练习“连接”的次数越多，这些负面想法便越少。真正表现出来，真正活在当下，千千万万遍，才能打破这种禁锢。社交能力得到提升，人也乐于分享，乐于接受。人际关系的神奇之处在于，只需一次不同凡响的经历，就能注入无限动力。

社交关系如何影响大脑

对社交关系的持续需求意味着与人聊天、约会、发信息，意味着支持朋友家人、翻阅社交媒体、欣赏音乐会或戏剧、乐于参加运动队和俱乐部，意味着既乐于助人、也求助他人，意味着为人父母、志愿服务、闲聊家常、关爱宠物等，不胜枚举。“连接”的驱动力得到满足，心情愉悦感和精神敏锐度也会得到提升。

为了更好地了解健康和幸福，哈佛大学成人发展研究项目的科研人员针对哈佛学生、他们的后代以及波士顿内城的年轻人收集了大量数据，包括医疗记录、调查问卷和深度访谈。对最初一批学生的追踪研究通常被称为“哈佛格兰特研究”，始于 1938 年，研究对象由 268 名哈佛学生组成。这项影响深远的研究得出的关键结果是，亲密关系能让人终生幸福，有助于延缓智力衰退和身体衰弱，是比社会阶层、智商甚至基因更能预测健康长寿的突出指标。

哈佛大学的研究表明，那些在 50 岁时对人际关系最满意的参与者，在 80 岁时身体也更健康。此外，在 80 多岁依然婚姻幸福美满的人认为，即使身体经历疼痛，他们的情绪仍保持稳定，不受影响。另外，那些婚姻不幸的人则感到身体和情感的双重痛苦。研究表明，当生活中有人支持、有人倾听，我们更有可能提升认知功能、精神敏锐度和大脑健康（Salinas et al，2021）。

这些发现也与老年人失去伴侣后认知能力下降的常见模式相吻合。下降的原因之一在于精神孤独和身体疼痛一样苦不堪言，让人心神游离，不再关注当下，而是深陷脑海之中。当参与者暴露于社交痛苦之中，大脑里记录身体疼痛的部分就会激活（Lieberman，2014）。当参与者服用泰诺并暴露于同样的社交痛苦中，记录身体疼痛和社交痛苦的大脑区域不再出现升高反应（Dewall et al，2010）。其实，身体和社交，两者皆苦，相互内耗。

假如切菜时不小心伤了手指，你一心只想快速止疼。同样，如果感到孤立孤独，你唯一渴求就是从痛苦中得到解脱。手指伤口的愈合指日可待。可若缺乏相应的干预，人心的孤独将无穷无尽。沉浸于痛苦之中，几乎让人无法活在当下，无法专心致志，难以参与，记忆模糊……人生乐趣更是无迹可寻。

我们的大脑自然相信身边会有可以倾诉、信赖之人。当这一核心假设无法满足，大脑就会不知所措。缺乏积极社交互动和亲密关系，使人意识到自己与外界脱节，为原因、诱因以及可能的治疗方案所困扰。然而，当人真正体会到给予帮助或是获得支持带来的益处时，才会再次感到安稳踏实。

卡珊德拉重回群体

对卡珊德拉来说，健康地适应离婚意味着重新思考其毕生信仰，是否要在困难面前自力更生、迎难而上。她现在意识到自己对脆弱的不适，当别人表露难处时，她往往会认为别人“需要帮助”、性格“软弱”。卡珊德拉很大程度上相信自己的维系能力，她曾因解决问题而骄傲自豪，也因这份自豪而阻隔情感交流。长此以往，她开始认为自己有问题。因她从未示弱，身边之人也让她觉得不能松懈。

她无法摆脱心中的苦闷沮丧，从而导致自我批评和焦虑恐慌：我怎么了，总是做不好？如果别人看到真实的我，是否不再喜欢？她坦白道，自己仿佛成了“为人类而来的外星人”，过度在意他人的看法，极力扮演正常角色，内心深处却是深刻的孤独与飘零。

卡珊德拉的治疗在于开启全新模式。治疗初期，她并未感到软弱，反而更轻松、更踏实。她也开始接受人们各有难处的现实，知道自己绝非个例。渐渐地，她开始向一位离婚十年的同事倾诉心声。这种联系的构建使她不再觉得自己另类。通过谈话交流，她对何时专注、何时放手更加游刃有余。

离婚的那天，她看到同事友人在教室里拿着蛋糕咖啡等着她。一起喝咖啡时，朋友看着她的眼睛说：“你做到了，糟糕的时日，已然度过。”卡珊德拉哭了，不为离婚，而为朋友，因为朋友了解她的过往，而后加倍爱她。

如果脑雾阻碍了人际交往，你也可以为自己设定目标，增进与人的深入交流。腾出生活空间，投入交际之中。想要成功，则需刻意而为，并且深思熟虑，把人际关系列为每日优先事项。如果旧的心理习惯告诉你交往是在浪费时间，提醒自己：健康长寿与认知健全才是人生的关键。

练习：培养深层关系

拓展人际关系，可以尝试以下方法，寻找吸引你的人，并付诸行动：

与老朋友通话，诚实地告知对方你的生活如何。你会失去什么？

每周参加一次志愿者活动，持之以恒，即使不太喜欢。

加入一个兴趣小组。团体会立刻让你找到归属。它可以是读书俱乐部、园艺俱乐部或是语言班，参加家委会志愿者活动，教堂祷告或冥想，参与跑步、徒步、古董收藏或是遛狗小组，诸如此类，不胜枚举。

试着每周至少与一两个人见面。除了倾听和释怀，别无他法。

花一刻钟停下来与邻居聊聊天。

答应对方参加社交活动。

闲聊一阵，这不是在浪费时间，而恰恰是深层交流的开端！

和朋友散散步，谈谈你的脑雾，以及你如何努力摆脱。（你会惊讶于这么多人都能感同身受。）

在沟通交流时，仅仅呆坐于此，垂头丧气，看看手机或是白日做梦，都远远不够。应该努力将你的全部剖析开来。认真倾听他人，进而反思。每一次互动交流，都应谈及自身的实际内容。

你会欣然发现，一边锻炼一边与人互动，都有可能提升

大脑能力，哪怕对方是健身教练或是身边路过的行人，因为运动和社交都会触发大脑的奖赏机制。

重整旗鼓

倾听与分享是走出脑雾的有效方法。投入越多，收获回报就越多。同时，简单的交谈需要与自己建立深层联系。或许你试图压抑许久的畏难情绪再次浮出水面，深入了解自我感受将有助于情感关系的建立。此外，花些时间理解情绪、应对情绪，可以缓解身体的压力反应。接着，我们来提高情绪意识。

法则 4

RULE 4

提高情绪意识　克服生存模式

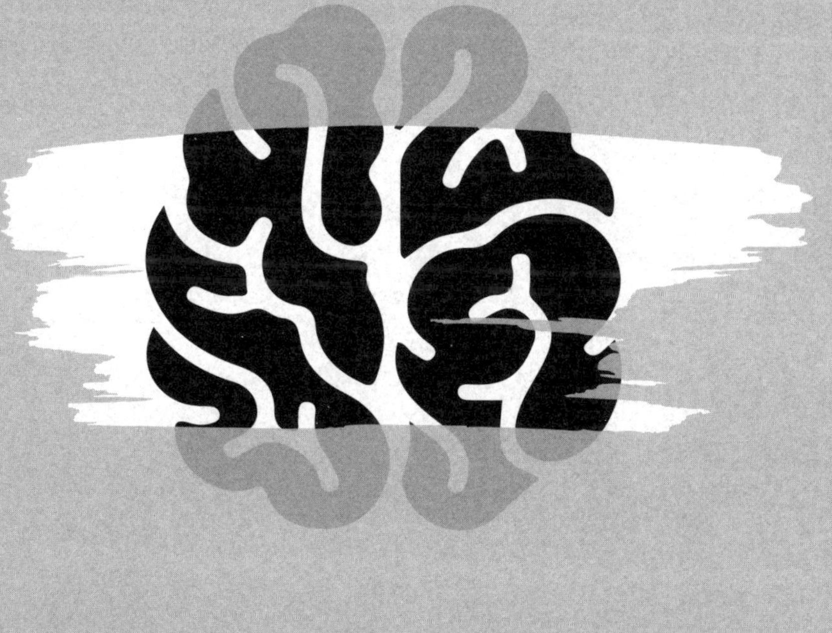

经常回避内心感受极有可能导致脑雾。因为越是回避自己的情绪，就越难理解内心感受，久而久之甚至不再了解自己。即使你试图驱赶负面情绪，也将无法体验正面情绪。快乐变得难以捉摸，因为自己无法与任何体验建立联系。当你不再从生活中获得乐趣与回报，也不再觉得个人体会与你有关，脑雾便悄然而至。

随着情绪负担与日俱增，你开始经历心理问题——惊慌错乱、泪流满面、忧思过度、愤怒爆发、恐惧焦虑。这些症状使人无法全神贯注，无法聚焦当下。于是，你可能不明所以，最初的消极情绪从何而来，为什么感觉糟糕却不知所措。

尽管情感无可触及，但无形间对生活产生巨大影响。回避情感世界，如同忽视汽车仪表板上闪烁的发动机指示灯。你看到灯光闪烁，却选择无视，继续开车。最终导致停在高速公路边，引擎盖冒出滚滚浓烟。

邓肯的故事

邓肯完全不曾意识到自己在回避情绪问题，直至某天开始治疗，才恍然大悟。在三个月的时间里，心跳加速、冒出冷汗、双手颤抖和肠胃疼痛让他夜晚惊醒。每每发生这种情况，他都觉得自己快要死于心脏病发。随着这种模式持续下去，他越来越担心入睡。好几个小时里，邓肯都病态地瞌睡犯困，在家中游荡。

睡眠不足加剧了他内心的恐惧，甚至看到床铺就会引起恐慌。他无法集中精力、认真工作，整天魂不守舍——就像梦游一样。邓肯身体健康、高大、聪明，一直觉得自己比同龄人更加强壮。这种自信使其得以克服困难情绪，或是完全避免这些情绪。可有生以来，他第一次失败了。

焦虑开始蔓延到生活的其他方面。邓肯说道，生活中的任何一件小事，工作项目、变来变去的截止日期、肘部受伤、忘带手机——都会让他陷入困境。他会立即得出最坏结论：自己无法按时完成任务，快要被解雇。或者他会想，可能需要肘部手术。当手机不知放哪儿时，便会认为自己没有手机就什么都做不了。可怕的想法加深了恐惧蔓延，让他一直处于紧张状态。

接受治疗之前，他尝试了各种办法——寻求营养师、针灸师、医生、瑜伽教练、萨满、高压氧舱甚至医用大麻的帮助。尽其可能，避免个人情绪。他认为，心理治疗是为“疯子”准备的，他们只是想“一直谈论自己的感受”。眼看事态失控，邓肯发觉别无选择，只能寻求心理治疗。他眼中充满恐惧，恳求道：“请……请……帮帮我。”

大约在他被迫扮演新的工作角色时，11 岁的女儿被诊断出患有慢性疾病。他从未正面处理过这些压力事件，然而逃避只会带来更多负面情绪，最终使其深陷危机。这并非邓肯的本意，他一直竭尽全力维系生活。

他的故事告诉我们，允许自己回避感受，将导致脑雾加重。对某些人而言，这种模式是压力导致的结果：你只是没有时间精力来考虑个人感受。对其他人而言，回避情绪是一种习得性行为，或许始于童年时期。也许家人没有教会你如何理解个人情绪以及应对它们，或者他们没有树立健康的榜样。无论出于何种原因，情绪回避只会弄巧成拙，因为它让人越来越注意力涣散、难以记事，越来越无法平稳自己的心态。

败于回避

回避情绪让人注意力涣散，因为集中注意力需要耗费更多能量。你每天24小时都处于高度戒备状态，以免可怕的情绪涌入。或者通过某种形式的过度思考、过度工作来抑制情绪，因此大脑无法专注，也没有空间了解深层感受。可能并无真正问题，就开始过度思考凡尘俗世、担忧细节状况，如同检查指示灯闪烁的发动机，却在关注是否下雨。

这就是恐慌发作的原因。睡觉、开车或是日常活动时，你会在某个瞬间放松下来，进而情绪突然间崩溃。恐慌加剧了无法松弛的感受，增加了更多压力。

回避不仅仅表现在间歇发作的恐慌之中。当你回避或赶走情绪时，它们总以自我挫败的方式重新出现：被动的攻击行为、强迫工作、忧思过度、暴饮暴食、强制节食或是吸毒酗酒。你可能容易产生极端的情绪反应：情绪崩溃、号啕大哭、怒火中烧、过度忧思。或者，完全躺平，麻木不仁，仿佛异常平静、超然世外。

短期而言，思绪连篇，关注孩子日程、待办事项、最坏情况、健康焦虑、担忧家人等，都比真正停下来确定想法根源更为容易。与此同时，当你刻意避免意识自己的深层痛苦时，会对隐藏的情绪一无所知。四处走动，痛苦不堪，却无法治愈自己。

其实，治愈的方法在于调整自己。调节自我，既能赋予自己能量，又能做好追求其他所需的准备。让人活在当下、记得过往，专心致志、实现目标。

没有正确的感知方式——所思所感皆为现实。如果我们毫无感觉或保持中立，生活反而索然无味，我们会在脑海中不断重演困难时刻，从而继续成长。了解和容忍自己的痛苦感受，有助于理解个人偏好、目标以及欲望；反之，这一过程也增加了人生的意义。

如果忽略了调整的关键时期，可能会对自己、对生活琐事以及亲密关系中的问题熟视无睹。如果不考虑这些，就很难与他人建立联系，也很难对自己和生活感到满意。

自我调节

你是否也相信感觉既不可预测，又夜长梦多，让人疯狂。你可能也同样相信，意识到了情绪痛苦，人将加倍难受。无可厚非，大众媒体、亲朋好友，甚至一些治疗师都会给你避免情绪的建议，好像这样就不必感到难过。治疗方法实则相反：情感认知没有捷径可走；必须感受到痛苦，才能不再恐惧。

经历负面情绪让人难受，但想想看：你是否经历过从未远离或是从未消减的痛苦？对大多数人来说，答案是否定的。因为情绪只是过客，来来去去，容易预测，遵循既定路线。当你调整至特定情绪中，感受身体的不安，它会愈发强烈，随后逐渐消散。

在脑海中给个人感受腾出空间，对之报以善意、关注以及好奇，情绪强度就会逐步降低。你的情绪好似尖叫的孩子，越是忽视，尖叫声越发刺耳，当其受到善意的关注，则会逐渐平静。随着你愈发善于观察和判断个人感受，会发现情绪不再占据主导地位，有了集中精力和享受生活的心理空间。

练习：情绪调节

按照如下思路，只需 10 分钟，告诉自己如何面对情绪，而不被难受压倒！

1. 拿出 10 分钟来想象独立观察自己的思想和情绪。

2. 做一个好奇的观察者。关注思想动态，以及随之而来的身体感受。一开始你可能会觉得什么都没有，毫无感觉。这是因为我们习惯通过马上思考来回避身体问题。然而，所有的感受都会引起一种身体反应。在情绪愈发强烈或是完全避免之前，训练自己适应身体，适当干预。

3. 从头到脚，全身运动。调节情绪时应该留意：眼神温柔、胸口重压、胃部不适、肩膀紧张、心跳加快、腹部坠痛、身体紧绷。观察此刻身体的任何感受。

4. 当特定感觉出现，应格外留意，不要把个人身份或自我意识与之混为一谈：比如，注意到胸口喘不过气，或是观察到心跳加速（而非心脏病发或是严重疾病）。感觉如同指南针，能引导方向，而非替代自我。

5. 一旦识别了身体感受，看看自己能否识别：悲伤、愤怒、快乐、害怕……标记所有情绪并加以验证，而非仅仅停留于积极情感，这将大有助益，让人倍感安稳。

6. 塑造温暖、中立、内在的基调，迎接每种情绪。记住，感情不分对错，只是存在于此。轻声告诉自己，正视情绪，哪怕直面悲伤，直面怒火。经历苦难，也要爱护自己。

7. 思维将你引向不同的人生境遇。轻轻呼吸，凝神静气，关注个人感受，告诉自己：我思，我在，关注亦如影随形。

8. 试着将这些感觉视作分离的存在，或是来去之间，稍纵即逝。当你对它加以识别和标记，它就会消散，被其他感受所取代。

不必为了回避情绪而浪费宝贵精力。要学会与之共处，有助于集中精力，建立联系，享受生活。

陷入情绪的另一种方式是使之内化，或者加以保留。你越能表达自我，就越能处理困难情绪，最终才能放下。

表达感受

小小的情感波动不断累积，最终导致或好或坏的情绪产生。越清楚个人感受，就越能有效自控，调节情绪。有效获得深层情绪感知、了解情绪波动的根本原因，在于表达自己，表达的方式可以多种多样。

练习：给假想的治疗师写信

试想自己即将与治疗师见面，写下你希望对方所了解的情感世界。按照意识流的方式记录下脑海中的任何想法。这不是写作课，无须担心语法或是拼写。这个记录仅你可见，甚至可以写完之后将其销毁。写完这封信，再将假想治疗师的回复写出来，承认感受的真实性，同时提醒自己，困难并不意味着你的为人有什么不足。

与旁人谈论个人感受，也大有裨益。谈论困难情绪有助于深刻理解个人感受、迅速处理个人情绪，这就是心理治疗效果显著的原因所在。当听到自己大声说出内心世界，人们必须认真对待个人情绪和生活经历。将鲜少论及的烦恼之事记录下来：“哇，我从未意识到这让自己有多难过。”人际交往也为此提供了别样的视角，提醒我们并不孤单。

练习：试着谈谈你的感受

选择一个安全可靠的人来谈谈自己的困难感受。诚然，脆弱需要勇气，但人际交往却能给紧绷的神经带来舒缓与抚慰。交谈的对象不一定是亲朋密友，哪怕他是治疗师、支持小组、在线网友甚至隔壁邻居都行。

关键在于调整自己，勇于表达感受。若是难以放慢脚步、关注自身，焦躁、敏感以及易怒情绪则会日益上升。

驯服大脑

在你与脑雾缠斗时，大脑的杏仁核也在加速燃烧。作为大脑的恐惧中心，杏仁核过度运转就会产生慢性压力，使你高度警觉，提心吊胆，因而，你的内心久久无法平复。或许你仍苦苦挣扎于井井有条的生活、高效的工作产出、规律的饮食睡眠，也挣扎于如何了解自己的深层感受。甚至早已意识到其中不妥，只能保持高度警惕，应对情绪，保护自己安全。

在漫长的进化过程中，上至人类大脑、下至爬行动物，均有杏仁核的存在，负责应对恐惧和压力。它与大脑诸多部分广泛相连，对人的感觉有着巨大影响。毫秒之间，大脑甚至还未意识到发生了什么，杏仁核就已启动一系列生理反应——心跳变化、肾上腺素飙升、肌肉紧张、血压升高、浑身冒汗、消化不适、胃痛、颤抖或是紧张等，诸如此类——让人准备逃离感知到的威胁，准备战斗，或是僵在原地。

例如，外出徒步旅行时，杏仁核发觉你碰到一条蛇，则会在大脑其他部分反应之前，迅速引导你远离伤害。杏仁核“非黑即白”的反应行之有效，毕竟遭遇身体威胁时，我们不想无谓地浪费宝贵时间。

从进化角度来看，杏仁核起到保护作用，这是祖先求生技能的一部分，也是你我得以存续的原因。恐惧本能加上即时反应才使物种得以生存，所以现存的人类依然携带同样的神经线路。杏仁核依赖于原始大脑反应，紧急情况下，可以完全跳过高级思维皮层（LeDoux，1996）。感觉异样或是急性不适的身体状况，与需要不假思索、条件反射的直接威胁，大不相同。如果不加以控制，反射性思维就会不分场合地占据主导地位。

如果原始爬行动物采用大脑部分管理人生，意味着无法使用脑中理性思考的部分。相反，活得仿佛饥肠辘辘的鳄鱼：反应迟钝、情绪激动、忧心忡忡。这样的生存方式难以专注于远大志向，容易疲惫、易怒和沮丧。

应该如何安抚杏仁核呢？身陷被动之中，内心惶惶不安，某些思绪反复上演。尤其想到可能的威胁，预料到坏事的发生，忧思重重。对抗这种反应需要在思虑中抽离注意力，逐渐转向身体放松。放松可以降低杏仁核的敏感度，从而使人进入“上层大脑”，开始反思自我，解决问题，深入理解个人感受。

练习：安抚杏仁核

想防止身体亮起红灯，可以定期做些练习，尝试以下方法。

想象法：呼吸时，唤起脑海中的视觉图像，放松神经系统。进行以下场景练习：

闭上眼睛，做个深呼吸，想象自己站在海滩上，风和日丽，温度宜人。脑海中描绘出海滩场景，捕捉气味与声音：蓝天白云、暖阳照在脸上、海浪拍打岸边、空气中咸咸的海风、双脚踩在沙子上的感觉。深吸一口气，海浪向岸边袭来，碰撞、后退，再深深地呼气。此刻万物如常，你也安然。想象宁静的画面，吸气、呼气。

也可以用其他场景进行安抚练习——山川、草地、湖泊，或是亲人与宠物。一些客户手机里存有孩子、度假甚至小狗的照片，当他们倍感压力时，可以滚动浏览。

渐进式肌肉放松：花5~10分钟通过渐进式肌肉放松来缓解身体紧张。首先，舒服地坐下，进行深呼吸。然后开始紧绷身体肌肉，并逐渐放松：在吸气时收紧肌肉，默数3秒，在呼气时放松肌肉，继续默数3秒。先从面部肌肉开始练习，进而移动到肩膀、手掌、手臂、腹部、臀部以及腿脚。与此同时，注意紧张和放松之间的差异。现在，请收紧全身，同时吸气3秒，再呼气3秒。经常重复练习，减轻身体紧张。

深呼吸：深呼吸的循环迅速，对杏仁核有着巨大影响。从闭上双眼开始，

1. 鼻子吸气，默数4秒。感受空气缓慢进入身体，充满肺部。

2. 屏住呼吸，默数4秒。

3. 用嘴吐气，默数4秒。

4. 屏住呼吸，默数4秒。

5. 重复前面步骤，练习5分钟。

与想象和渐进式放松一样，当感到压力或是不安时，使

用深呼吸使自己平静。随时随地练习深呼吸。

尝试不同的放松练习后，选择其中一二，将其融入日常生活。当杏仁核的反应再次触发时，你会倾向于放松身体。

重整旗鼓

当你不再仓皇逃离，而是勇于走进内心、接纳情感，就会感到注意力和记忆力的提升，发现生活中的更多乐趣。接下来，我们将探索实现情绪自我意识的方法，包括自我护理和健康生活等。制定简单有效的饮食、睡眠、锻炼以及放松策略时，你会发现自己更加冷静，应激下降。

法则 5

RULE 5

健康作息　对抗消极

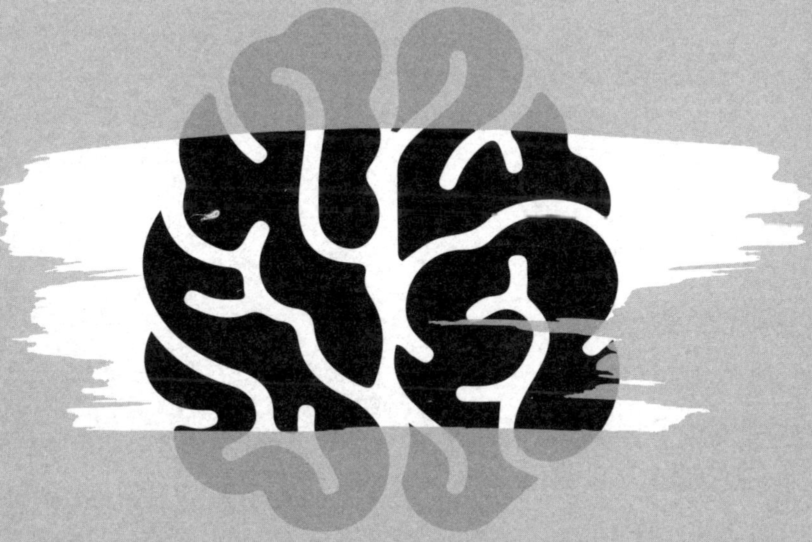

每当阅读如何改变习惯的文章时，你会昏昏欲睡，睁不开眼。或许你会说，我缺乏动力，难以运用书中策略。又或许，当思绪飞速运转、内心紧张，你想着自己无法专注，这简直就是浪费时间。但请你保持耐心，拭目以待！每当身体意识到某种感觉，大脑就会立即给出相应的情绪解读。

同样，长期处于压力状态下，身体状态与压力感受相匹配，我们一下子感觉精疲力竭、无依无靠，完全失去自我关爱的动力。我们努力解决睡眠过度或是睡眠不足的问题，尽量摄入健康营养、定期锻炼放松，争取有条不紊处理日常事务，这些都会导致注意力下降、情绪异常波动以及记忆力减退。长期忽视自我关爱，极端情况下会导致某些疾病产生或是身体机能下降。

陷入身心恶性循环，就很容易感到挫败。你完成各项任务，勉强度日，但总是筋疲力尽，精神崩溃。终于静下心来反思自己，生活状况和身体状态让你更加确信自己的生活和健康早已失控，更加怀疑自己能否改善现状。

尽管很难，但在缓解压力和改善情绪方面，坚持自我关爱才最为有效。

消极习惯如何与日俱增

困于脑雾的你，可能会在生活中加倍努力：上学上班时间超长，与家人孩子缺乏界限，总是拼命投入、过于助人。久而久之，别人看到你的能力出色，期待你的良好表现。因此，你对自己的期望成倍增加。可时间精力有限，这些额外的努力让你几乎没有自我关爱的空间。

囿于工作和爱人，给你带来不小压力，从而以加剧压力的方式对待自我。认真评估一下自我期望以及超出合理范围所需的代价，进而加重个人压力。看看你是否认同以下生活模式：

艾娃从周一忙到周五，每天在电脑前工作 12 小时。她是一名计算机工程师，每日醒来，便穿着前一天的衣服，坐在沙发上开始工作，几乎没有时间吃饭或是外出。工作间隙，她总会不经意想起自己的生活状态：水槽里堆满碗碟，四周杂乱无章，洗衣篮满满当当。她感觉一塌糊涂，只想快速摆脱这一切，尽快回到工作模式。忙完一天，饥肠辘辘的她点个外卖，随便吃吃。接着，为了放松自己，便熬夜看电视。翌日清晨，这样的生活，周而复始。

从高中起，西蒙就梦想成为一名医生。考入医学院时，他觉得所有梦想都已成真。每天花好几个小时学习，周末见见女朋友，没有其他课余生活。当女朋友突然提出分手，他的世界轰然倒塌。成绩下滑，注意力涣散，浑浑噩噩度日，他越来越觉得自己一败涂地，最终退学。不再学医的他，失去了奋斗目标。常常盯着冰箱看，却不知道该吃什么。最终，关上房门，继续白日做梦。他通过酒精来麻痹自我，试图以这样的方式为自己沉闷的情绪增加一些不同的色彩。

卡娅的工作枯燥乏味。整天都在医生办公室忙于接听电话和安排预约。时而忙碌，时而无聊。她为工作感到焦虑不安，耗费大量时间精力，担忧不已，也试图整理思绪，自我反思。一天下来，她感到空虚乏力，导致她每晚通过社交媒体和吸食大麻逃避现实。

朱莉睡眠不足，依赖咖啡因而活。她认为这是维持高收入并兼顾孩子的唯一途径。每天清晨从 5:30 的健身锻炼开始，接下来的一整天，都离不开咖啡，忙于处理工作电话和满足孩子需求。她长期处于紧张状态，只要听到手机铃声，就高度警觉。当孩子们进入梦乡，手机不再嗡嗡作响，她才觉得自己可以做些真正的工作。由于睡眠质量不好，她反倒认为不分昼夜的工作也没什么不好。

妻子患癌的这三年里，乔纳一直贴身照顾，直至妻子离世。非工作时间他基本都陪着妻子：去看医生，确保服药，让她不那么难受。妻子去世时，乔纳悲痛难忍。感到自己既没有自我意识，也没有改变现状的意愿。下班后，点个外卖，狂看电视。他感觉自己智力下降，经常想着为什么妻子在世时，自己更敏锐、更能干。他告诉自己，我已经老了，所以无法准确思考。

自我关爱的欠缺与日俱增，久而久之，人会采取更为消极的逃避行为，面对压力也更加麻木不仁。然而，麻木不仁或是“虚假的自我关爱”，会让人深陷脑雾之中，感觉更加空虚疲惫。

直面虚假的自我关爱

是否有些“奖励”方式能让你在短期内情绪高涨，长远来看却感觉更糟？诚然，奖励自己有助于保持动力，却也需注意自己是否使用虚假的自我关爱来代替健康的应对方式。让人陷入脑雾的虚假自我关爱如下：

沉迷酒精

沉迷电视

沉迷色情

沉迷电子游戏

做冒险行为

闭门不出

狂吃甜食

暴饮暴食

过度节食

吸烟

过度摄入咖啡因

疯狂工作

嗜睡

睡眠不足

不洗衣服

不付账单

痴迷社交媒体或互联网

长期忙碌

沉迷赌博

杞人忧天

脑雾的核心在于过度依赖虚假的自我关爱，而很少真正关注内心。吸取经验教训，为健康习惯腾出空间，才能有效解决这一问题。

练习：真正的自我关爱

真正的自我关爱，可以尝试从以下方面入手：

- 每天独处一小时，远离科技产品；停用手机、平板电脑或电脑
- 舒舒服服洗个澡
- 凝神冥想
- 阅读杂志
- 散散步
- 和朋友电话聊天，认真倾听
- 打造自己的小花园
- 每餐坚持吃些蔬菜和豆类
- 安排验血和体检
- 上一堂瑜伽课
- 逗逗宠物
- 带孩子去公园，专心陪伴孩子一天
- 静坐树下，观云看日
- 一日吃三餐

- 整理柜橱
- 打扫房间
- 清理车辆
- 点燃香熏蜡烛
- 手机在特定时段里保持静音
- 一心一意，全神贯注
- 清茶一杯，细细品尝，别无其他
- 来一趟公路旅行
- 腾出时间来付账、打扫和整理
- 每餐都吃些蔬菜和水果
- 为了兴趣而阅读（不为工作或学习）
- 为了兴趣而听书（不为工作或学习）
- 按摩放松

每天选择一项真正的自我关爱行为付诸实践，逐渐走向平静。做些看似不足挂齿却切实可行的小事，给自己带来新能量，培养新习惯，以此提升信心，产生深远影响。

当我和客户谈论真正的自我关爱时，他们常常心存疑虑。仿佛手头总有许多紧迫任务，感觉这是“浪费时间”或者“杯水车薪”。事实却与之相反：没有真正的自我关爱，可能

无法高效工作，也无法发展良好的人际关系。

转换心情　改变生活

当我们感到不堪重负时，没有什么比健康的自我关爱更能够迅速减轻负担。虽然我们对此心知肚明，然而，我们往往做不到。

情绪消极时，多数人难以养成健康习惯。自我关爱的人之所以成功，在于他们不顾一切地坚持自我。换言之，尽管自己很想躺在床上看电视，也会强迫自己去跑步。

如今，若是患有脑雾，你可能比其他人更缺乏关爱自己的动力。这一理念似乎与目前的情绪不合，听起来更像是种折磨。因为压力激素让你觉得总在原地踏步，勉强度日，没有多余精力来关心自己。缺乏健康的自我关爱，会导致慢性压力加剧，最终扰乱基本的身心健康：如睡眠周期、活动水平、社交往来、运动锻炼、食物摄入等。这种破坏持续的时间越长，就越难以恢复，进而寻求快速见效的办法，缓解消极情绪。

尽管如此，只要努力不懈，就能克服不良习惯。人们戒烟戒酒、运动锻炼、养育孩子、不再撒谎、改吃素食、改变生活。人总在变，也都有能力改变。养成健康的生活习惯，一开始需要刻意努力，而真正的自我关爱能带来加倍回报。

练习：试想更好地照顾自己

亲笔写下真正需要自我关爱的事项，提升养成健康习惯的动力。规律地锻炼或多睡一会儿，你的压力水平会如何变化？抽些时间陪伴自己，会有什么感觉？

坚持新的习惯，起步或许困难，但却意味着你朝着心平气和、井井有条、清晰明确和能力充沛的方向前进。

健康的自我关爱如何影响大脑

大脑中强大的化学物质——多巴胺让人感觉良好，激发健康行为。例如，当你阅读本章时，多巴胺可能会增加，鼓励你接受新的挑战、养成新的习惯。然而，多巴胺的奖励途径也会引发不良行为。以极端情况为例，药物会让人立即产生强烈的陶醉感，暴饮暴食、酗酒、沉迷电子游戏和电视等习惯也会导致多巴胺激增，甚至点击手机程序、社交媒体和网站都会激活大脑中的多巴胺奖励系统。疯狂工作虽然辛苦，消耗精力，但也能产生多巴胺刺激。

如同狂欢节上的孩子，仅仅关注更多游乐设施、更多糖果、更多爆米花、加倍刺激、加倍乐趣……当多巴胺奖励系统被触发时，我们不会理性思考兴奋消退时会有什么感受，而是不断地寻找下一个兴奋点。

在兴奋和消退之间来回切换，反而会弄巧成拙。耗费大量时间浏览社交媒体或是穷尽力气在网上搜索他人，让人怀疑自己为什么要这样浪费时间？实际上，你可能会因为缺乏健康习惯而责备自己。你很清楚这一点，然而，还是无法让自己采取正确行动。当你决定放弃健康饮食和体育锻炼，转而投向垃圾食品和沙发的怀抱，你不会想到未来的自己有多沮丧。

好在不良习惯激活的神经元通路也可以被健康习惯激活。多巴胺会对身处的环境做出相应反应，因此，制订健康关爱的计划，持之以恒，每天都会带来多巴胺刺激。当健康行为变成习惯时，大脑中其他带来快乐的化学物质也会随之增加。这些化学物质能够培养幸福感和归属感，对抗抑郁和易怒。

借助营养、睡眠、锻炼和放松来保护大脑，提高记忆力，增强注意力。可以说，扎实的自我关爱犹如房子的地基，为减少脑雾创造最佳条件。

需要关注哪些行为习惯

阅读本章时，你可能会对我的要求感到不知所措，怀疑自己是否可以改变自我，重新考虑什么是健康，或是对自己的期望过高。做出改变十分困难，你可能失去动力，放弃努力，重回过去的应对方式。

正是这些简单的习惯让一切悄然改变。无须跑个马拉松或是整日坚持素食，就足以为生活增添健康元素。良好的日常习惯将帮助你开启全新生活模式，给予大脑所需的滋养，比如：

营养摄入

食物当然是生活中最大的乐趣之一，也是大脑健康的养料。研究表明，食用植物中的类黄酮可以防止认知能力下降（Yeh et al，2021）。每天摄入至少半份类黄酮（包括苹果、橙子、辣椒、草莓和梨）的人较少出现意识混乱和记忆减退的问题。这项研究令人欣喜的地方是在认知水平方面，近期服用类黄酮的人与长期服用者均有受益。同样，由美国老龄化与脑健康创新中心（the Center for Aging and Brain Health Innovation）的科学家和营养学家制定的《脑健康食品指南》（*the Brain Health Food Guide*）概述了旨在预防包括记忆力和思维力等认知能力下降的营养习惯（Baycrest，2017）。按照《脑健康食品指南》中推荐的饮食模式有助于增强认知功能，延缓记忆力衰退（Smith et al，2010；Valls-Pedret et al，2015）。

练习：健康饮食 简单理念

通过以下健康饮食理念来改善营养摄取：

多食水果、蔬菜。

限制红肉摄入。

加倍关注整体健康饮食，而非某一特定“超级食物”。

多喝水。

每天吃些绿叶蔬菜，包括羽衣甘蓝、菠菜和生菜。

多食豆类、浆果。

以蔬菜、水果和低脂酸奶为零食。

多吃十字花科蔬菜（如西蓝花、花椰菜、球芽甘蓝、卷心菜、羽衣甘蓝）。

多吃鱼类和坚果。

告别加工食品和糖类制品。

少喝咖啡因饮料。

人处于慢性压力下，容易过度依赖咖啡、能量饮料等提神剂，以此帮助我们更加警觉和专注。然而，过度依赖提神产品让人身心紧张，进而加剧脑雾症状。可以考虑从饮食中彻底戒除咖啡因，如果难度过大，则先将咖啡因摄入量减半，再逐步减少。

戒除尼古丁和酒精对于脑雾治疗有积极作用。尼古丁和酒精能够刺激大脑中的多巴胺奖励系统。随着高潮褪去，你很容易更加紧张焦虑，从而寻求下一个刺激来减轻症状。整天想着再抽一支烟，或是每晚为了多饮一杯酒而活。若你正在努力摆脱脑雾，那就暂停 30 天，告别抽烟喝酒。对部分人来说，仅这一变化就能开启精力充沛、注意力集中的新模式。

睡眠

良好睡眠是身心健康的关键，可睡眠问题日益增加。美国有 5000 万至 7000 万成年人出现睡眠障碍，其中最常见的问题则是失眠（American, Sleep Association，2022）。睡眠不足或是睡眠过多还会带来其他问题，比如抑郁、焦虑、易怒和认知障碍等。解决之道在于学会将睡眠视作生活中特殊而神圣的一部分，养成平静的夜间生活习惯，让大脑为睡眠做好准备。

固定的健康睡眠习惯会提醒大脑开始放松，持之以恒，方能有效。最终，你的日常生活规律就能让身体放松，易于入睡。

练习：养成平静的睡前习惯

尽量每晚在同一时段培养睡前习惯，最好是睡前一小时。关闭手机、电视、电脑等设备，洗个热水澡，换上舒适的衣服，喝杯无咖啡因的温热饮料。安静地躺下，做一些放松或舒缓的活动（阅读、编织、呼吸）。略感困倦时，关灯放松：练习渐进式肌肉放松或是想象放松的画面。注意：如果睡不着，不要问自己，为什么我睡不着?！而是告诉自己，睡不着也没关系，至少我在休息。如果仍然很清醒，请在关灯的情况下继续尝试渐进式肌肉放松。把闹钟放远一些，即使你睡不着，也只专注于身体放松。

每天早上在同一时间起床，一般来说，7~9 小时的睡眠已经足够。过多或过少的睡眠都会影响健康，养成良好的就寝习惯将有助于提升睡眠质量。不要试图通过白天小憩或提前上床睡觉来弥补晚上的睡眠不足。

锻炼

勤加锻炼，颇有益处。当与脑雾缠斗，你的完美主义思维可能成为障碍。你可能告诉自己，散步没什么意义，强度不够，应该去健身房，可最终却不想动。其实，散步足矣！

关键在于制定切实可行的锻炼目标。即便是散步、瑜伽、徒步，甚至商场闲逛，都没关系。试着挑战，超越目前的锻炼水平。两周后，再增加锻炼强度或是延长锻炼时间。例如，从每天步行 15 分钟开始，两周后，将时间增加到 30 分钟。而后，考虑慢跑 15 分钟，再散散步，以此类推。健身运动意味着所花费的时间或锻炼强度略有增加。

锻炼的同时，考虑一些积极的事情，会收获诸如多巴胺之类的刺激，让人反复尝试。和朋友一起锻炼，或是参加集体健身课，若是好久没锻炼了，我会参加驱动橙式健身。每当橙色灯光亮起，都觉得自己仿佛中了彩票一般兴奋！

重要提示：咨询你的医生，确保锻炼计划对身体安全。

现在，花点时间记录自己的锻炼目标。每次锻炼，都有助于增加体内的内啡肽，提升认知与信心。

放松

减少虚假的自我关爱或是麻木感受，延长真正的放松时间。消除虚假的自我关爱，可从减半开始，再努力将其减少。假如，你通常要花两小时浏览照片墙（Instagram），请设置计时器，一小时后停止浏览。用这一小时帮助自己训练不同的放松方式。

本书会提及许多健康的放松方式，我们将深入了解正念训练，帮助你学会活在当下。让大脑保持活跃的方法在于每天走出户外，尽情享受自然。研究表明，沉浸于自然之中有助于增强工作记忆，提高认知灵活性和注意力（Schertz & Berman，2019）。在大自然中，惯于紧张的大脑得以分散注意力，让人充分放松，而非过于无聊或兴奋。聚焦周围的万事万物——蓝天、绿树、青草、气味和声音。这个练习有助于整理思绪，感到踏实。

重整旗鼓

要实现本章中探讨的改变，或许让人不知所措。记住：任何改变，哪怕微不足道，都是身体健康和幸福生活的开始。锻炼、放松、健康的睡眠和饮食相互作用。白天的锻炼和外出，晚上可能睡得更好，睡得好第二天才更有动力锻炼。健康习惯在逐步理解脑雾的过程中十分必要。让我们厘清消极思维如何导致脑雾，以及如何应对。

法则 6

RULE 6

开动脑筋　克服挫败

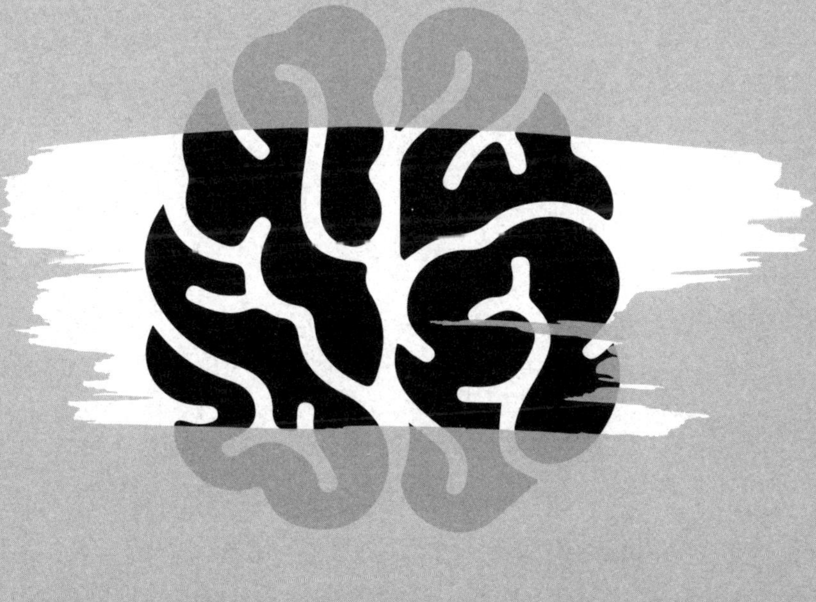

此时，我希望你放空思绪，清除杂念——停止思考。若你发现大脑正在思考，立即关闭思绪！在这段话的结尾，停下阅读，静坐一分钟，久到足以关闭思绪……然后重新开始阅读。

可做不到，对吗？我们思绪连篇、永无止境，对每件事皆有考虑，即便忙于某件事情，也可能心中另有思索。大脑飞转，定义你我，赋予体验，影响能力发挥、幸福指数以及当下感受。当思考富有成效、颇有助益时，我们茁壮成长；当想法消极、令人沮丧时，我们日益退却。

犹如美丽清澈的池塘，正慢慢被藻类淹没。随着藻类肆意生长，池水日渐暗淡，墨绿幽森，也成定局。同样，当大脑思维节节败退，我们会发现自己获取幸福与实现成就的潜力也大打折扣。现实变得灰暗，我们忘记了如何不受蒙蔽，如何尽可能地清晰思考。

情况往往因人而异，但消极思维通常包括持续忧虑或是设想灾难性的后果，痴迷于现实中无法掌控的事物，脑海中一遍遍重演过去，对未来不断的规划。受困的原因在于根本不知道如何改变思维方式，定势思维的时间越长，就越难以相信改变的可能。

正如遍布藻类的池塘，富营养化的状态可逆，只要你深思熟虑、持之以恒，你也可以控制自己的消极想法，重新建立满足感，重拾动力与信念。放慢速度，观察内心，方能行之有效。

观察思绪与陷入困境

与脑雾纠缠，意味着想法的不断轰炸，使人难以提升效率，无法专注于工作生活。思绪可能让人不知所措，甚至没有意识到，要求自己相信并遵循每一个想法，只会弄巧成拙。如果腾出空间，观察自己内心的想法，反而更易于专注，这就是心灵的本质。

练习：观察内心想法

下面介绍一个帮助你试着开始观察，而非陷入思考的练习：

1. 花点时间，放慢速度，静坐一隅，几番呼吸。

2. 设想自己逐渐与内心想法分离，只做感知的观察者。

3. 此时，只需察觉内心深处，无须其他。观察意识中来来去去的想法。

4. 观察自己思绪时，想想自己是从一个话题跳到另一个话题，还是停留于某些主要类别？这些思绪，是焦虑、悲伤、愤怒，是有迹可循，还是以上皆有？

5. 自己是否能给诸多想法加以归类，而不受其所扰，比如“担忧进入”“健康退出”“计划进入”等，常见的想法类型可能与工作、学校、自尊、人际关系和家庭相关。

6. 想法不能代替自我，你才是观察思绪或来或去的人。大声说出你观察或注意的想法，以此提醒自己。与其说“天哪！我会毁掉那个项目”，不如说：“注意自己将要毁掉项目的想法。”

7. 没有评判，没有批评，只是让思维知道：“我发现你了，担忧或是自尊。”

8. 准备充分，结束练习。

观察想法，可以使其自然进入或是离开你的头脑。当你停止主动控制思想时，它可以帮助你看到思绪在如何传递。

观察想法的简单练习有助于让你从自我挫败中解脱出来。

大脑飞转

大脑皮层，也就是“楼上大脑”，是一个极其复杂的外部区域，让人反思、让人计划，解决问题、想象、预测，使之合理。它是意识和认知之所在。生存的每时每刻，大脑皮层都在产生想法：或是充满创意，或是随机生成，有些基于现实，有些毫无依据。我们最好自然而然地整理思绪，同时保持专注，活在当下。

当你长期承受压力，不停地做出分析，会占据大脑空间，扼杀理想生活。不知不觉中，思绪翻腾——好奇、思考、猜想、想象——如果我去了那里，会发生什么……如果我知道结果，会发生……如果我说了出来……如果我不这么做……可能性占据了大半的清醒人生，这些可能性在现实中并没有脑海中那么危险。

最好的情况是我们醒来时会想：孩子们要去参加夏令营了。需要叫醒他们……而且天看起来要下雨，需要带上雨衣。洗个澡，安顿好宠物，再去上班。回家路上，为晚餐买菜。最坏的情况是，孩子们还在睡觉，我们要迟到了。没有时间找雨衣……我真是个糟糕的家长。我们今晚吃什么？忙于工作简报，我又如何计划晚餐呢！真是一塌糊涂。如果不写简报，会让自己看起来像是会场上的白痴。突然间，思绪纷飞、压力过大，让人急于加速，甚至无法有效应对眼前。

大脑皮层也会对你的生活环境做出解释，得出结论。当大脑飞速运转时，我们能够高效识别有用之物，丢弃不确定或是不相关的东西。然而，压力之下，我们也会为了解释清楚而筋疲力尽、忧心忡忡，哪怕这些困扰有损自身或是不切实际。

格兰特的故事

格兰特认识了新的潜在交往对象，一起度过两次美好约会时光。第二次见到她后，格兰特确信对方也很开心，回家发了条短信，告诉对方自己非常喜欢这个夜晚。然而，没有立即得到回应，使他陷入了过度思考的漩涡。尽管格兰特最初认为自己约会进展顺利，但他很快就习惯性的用自我评价来应对不确定性，想想自己可能做错了什么。他总结道，自己的一些评论肯定冒犯了对方，自己很无聊，不够有趣。经受了几天的焦虑思考和负面结论后，格兰特收到了约会对象发来的温馨短信，原来对方一直在外面，无法回复信息。

格兰特在没有收到即时回应时，可能认为自己的负面理解是正确的，但他也陷入了不必要的焦虑漩涡。人类喜欢认真对待个人想法，但事实上，大脑皮层并非公正地反映，而是做出各种主观解释。通常，大脑皮层的反应并不真实，它更多的是反映我们的过去经历、所受创伤或是学习历程。一旦了解大脑皮层的真相，便可放下许多想法。

即使你意识到，仅靠思考不能使想法变现，自己却深信大脑反馈，无法自拔。正如第二章中所言，随着时间流逝，重复的经历会触发相同的神经元活动模式。这就是为什么焦虑和压力如此难以释放；越是陷入某些担忧或紧张之中，越容易在未来触发相同思维。在你看来，既然这种思维不断涌现，就意味着事出有因，需要解决。实际上，你总觉得压力过大，是因为大脑长期以来一直将某些事件与某些思维紧密相连，忧心忡忡不断循环，深入脑海。

深思熟虑的努力之后，可以有效挑战挫败和压力。

挑战个人想法

阅读此书的你，可能在陷入脑雾的过程中误以为，想要维持现状、保持敏锐、不犯错误，就必须承受压力、过度思考（稍有不慎，事情就会出错！）。然而，预测最坏情况并不能降低其发生概率，而是耗尽情绪精力，让人在逆境来临时束手无策。

设想一下，每当脑海中闪过某个念头，你都把它当作事实来面对，会发生什么？例如，考试分数很低，你就笃定自己进不了像样的大学。飞行途中遇到乱流颠簸，你就断定飞机即将坠毁！参加重要会议的路上，车子抛锚，你就认定，坏事总是发生在自己身上。或是在社交活动中被人冷落，你就坚信，人人都在针对自己。灾难化思维使人陷入恐慌，难以有效应对特殊情况。好在存在一些有效的策略可以对抗这种思维。

如果你有灾难化的倾向，每每准备得出消极结论时，请试着拉住自己，从现实角度考虑面临的挫折。这并非要求你自欺欺人，而是在情况不妙时考虑最有可能或是最合理的出路。先试想大脑皮层正在产生的最坏想法，再去唤起内心最好想法。你会发现最有可能的情形通常介于两者之间。

假设车辆在去重要会议的路上抛锚，而你又需要在会上发言。问问自己，设想最坏、最好和最可能的情形：

1. 结果会有多糟糕？例如：我会被辞退。

2. 有什么办法能让这一切顺利结束？例如：会议被推迟或是取消，他们甚至不知道我迟到。

3. 最有可能的结果是什么？例如：我会迟到，但尽我所能挽救局面。

我无法改变现状，但这就是事实。

这样后退一步有助于你更加真切地了解情况，从而降低压力水平，更好应对危机。

看待灾难化思维，也可以从证据入手，证明压力或是担忧的合理性，或是反驳其合理性。想象自己在社交活动中孤身一人，难以融入。忽然发现，自己并不属于别人，可你却担心自己不讨人喜欢。此时稍加停顿，看看支持和反对的证据，再考虑这种担忧是否合理。

证明自己不受欢迎：参加社交活动，没人搭理我，甚至没人察觉我的存在。

驳斥自己不受欢迎：这种特殊场合之外，我还有朋友喜欢我，想见我；在小型场合，我更加外向。

当你得出最坏的结论时，对证据加以考量，能获得不同观点。

人人都会面临困难，这才是人类的常态。时不时地挣扎，不因任何担忧而改变。用那些让人更加冷静平和、更能掌控的结论来代替让人晕头转向的自动结论。当然，一开始，新的结论仿佛乐观积极得不切实际，看起来更像虚情假意。尽管如此，试着接受它们，你的新结论也会越来越自然。

错误结论的常见类型

尽量意识到自己总是习惯性地得出错误结论。尽量用让人平静的想法来取代错误结论。我们倾向于自动得出常见结论，但却经不起现实考验，只会徒增压力。接下来的是涵盖了与适应性思想相结合的例子。

灾难性思维。发生了不好的事情，你便认为最坏的情况即将到来。（请参阅前述汽车抛锚的例子。）

坚信尚不确定的事物。你的大脑承认我们可以避免生活中的不确定，并且努力寻找答案。错误思维：我必须每年进行血液检查。不然得了癌症怎么办？应对思维：我不能未卜先知，也不能事事洞悉。或许，在查明事实真相之前，只能听天由命。或许，宁愿接受变化不定，也不愿原地踏步。

黑白思维。没有中间地带。错误思维：项目启动很晚，我无法完成。应对思维：以前也有项目启动较晚的情况，但进展顺利。我会尽我所能，把握时间。

评判。对自己和他人做出全面的评判，比如我很失败或者我很无聊。错误思维：我搞不懂工作中的电脑程序。我总是小组里最笨的。应对思维：尺有所短，寸有所长。我可以学习项目所需的具体技能，不断提高。

不切实际的期望。完美主义心态让你觉得自己和他人必须遵循特定行事方式、完成特定目标，否则后果不堪设想。错误思维：下班回来，本想去参加朋友聚会以及志愿者活动，但现在被耽搁了。我一事无成。应对思维：允许自己拒绝；正常人不可能事无巨细，面面俱到。

迷信思维。试图说服自己相信压力和担忧才能保持安全，却让人更加焦虑，难以理清思路，无法应对当下。错误思维：如果我不操心……就会出现最坏情况。应对思维：担忧并不会影响它是否发生。

跨时间推断。以糟糕的时刻或数据为依据，得出自己永远挣扎、难以脱困的结论。错误思维：不断有人跟我分手，我永远找不到对的人。应对思维：每段关系都是新的开始，都有新的潜力。还有一种错误思维：这种事总发生在我身上。应对思维：其实有些时候，我并没遇到这种情况。错误思维：我没能晋升，永远都要困在这份工作中。应对思维：努力找出自身的不足，才有晋升的理由。

自我怀疑。处理困难事件或不良预期时，低估自己能力。错误思维：如果发生那种情况，就是死路一条。应对思维：如果发生那种情况，努力解决，总有出路。错误思维：我无法解决这个问题。应对思维：我不希望出现这个问题，但如果真的发生，我也有能力应对，并非软弱无能。

找出错误结论有助于减轻压力，更加现实地看待生活和困难。

反刍思维与解决问题

反刍思维是指通过对沮丧情绪或压力来源反复思考，进而内化压力的过程。例如，工作中收到负面反馈，听了感觉难受，一时不知如何是好。脑海里开始浮现出同事的其他负面评价，想着他们对你过往项目的评论，想着今后无法继续工作，想着是否从小就有毛病才导致了现在的局面。不知不觉中，压力激素充斥全身，心跳加速，无法思考，这时家人要求你做些简单事情，你却大发雷霆。因为对自己的育儿方式或是伴侣关系感到内疚，导致有更多事情需要反刍思考。

此刻的反刍思维感觉像在解决问题，因为思虑过甚时，会感到个人处境好像不那么无助：想得够多，就能解决问题。事实上，反刍思维是被动的，让我们陷入困境。

试着把反刍思维与解决问题区分开来。后者意味着考虑让人不安的原因，寻找缓解现状或解决问题的可能出路。不能确定采取什么行动，却仍继续思考，就如同原地打转，浪费能量，毫无进展。那么，尝试接受，让苦恼散作云烟。记住：你不可能完美无缺，也不可能掌控一切。

练习：解决问题

在笔记本上分做两列，在第一列中写下当前重复的压力点（你经常思考的事情和问题）。在第二列中，写下可以采取的行为措施，这将有助于应对压力，减轻负担。现在，为每个压力点圈出至少一个措施，并承诺自己会采取行动。

当你无法采取行动、改善现状，则将压力转移出去。学会接受总有些事情超出掌控，尽量心平气和。

学会活得透彻

压力过大、消极挫败的思绪如同池塘里的淤泥，占据你的全部意识。相反，你可以试着活得透彻一些，打破既有思维模式，挑战自我，放弃无用的念头。

练习：记下你的想法

练习使用本章中的方法帮助自己放慢脚步，细致思考。

1. 写下你正在纠结的压力状况，或是情景和画面，或是事件与交流。例如：担心自己出现严重健康问题，不得不接受多次医疗检查。我的生命将因此而倍感痛苦，甚至寿命缩短。负有诸多责任，可我无法应对。一切都很糟糕，我即将崩溃。

2. 思考可能形成的任何错误结论。例如：灾难化思维，自我怀疑等。

3. 这个想法给你带来多大压力？（按照 1 到 10 来打分，10 分表示压力强度最大，示例：8 分。）

4. 寻找证明压力或担忧的合理依据：例如：每天下午出现规律的偏头痛。每天至少头晕一次，双脚不稳。工作和家庭负担很重，无法处理其他事情。

5. 寻找反驳压力或担忧合理的依据。例如：当没有偏头痛的时候，我可以正常工作，感觉良好。六个月前，做过血液检查，一切正常。压力很大，可能会影响我的身体。

6. 结果会有多糟糕？例如：病情致命，我无法正常工作或是照顾家人。

7. 有没有理想的情况？例如：没有什么问题，我身体状况良好。

8. 最有可能或最切实际的情形如何？例如：我最近没有

好好照顾自己。可能有些症状需要留意，但不会危及生命。

9. 采用更具适应性的应对思维来取代错误结论。例如：我能应付困难情形。认真对待这些症状，也能有所获益；它将激励我们采取行动，减轻压力，健康生活。

10. 你能做些什么来缓解症状？能够让它烟消云散吗？例如：预约医生。多睡一会儿。每天散步。

11. 完成这项练习后，你现在压力有多大？（按照 1 到 10 来打分，例如：6 分。）

借助以上问题来减轻压力。即使压力只是稍微减轻，也很重要，这能让自己感觉更好。每当陷入自我挫败或错误思维之中，提醒自己认清现实，积极应对。此时不妨告诉自己，我明白内心的担忧。我可以应对，也许这能开启更加健康的生活方式，让我感觉生活美好，尽在掌控。

下次注意到大脑飞速运转时，请放慢节奏，在笔记本上写下内心的思绪。

重整旗鼓

应对生活中不可避免的困难，需要保持清醒，教会自己放慢脚步，观察内心思绪，用现实观点取代挫败念头。积极解决问题、采取行动，还能显著减少重复的反刍思维。当你试图采用新的方式来处理内心想法时，会减少陷入忧虑的时间，而给予自己更多时间活在当下。让我们看看另一种提升存在感的有效工具：正念。

法则 7

RULE 7

借助正念与接纳　克服易怒和压力

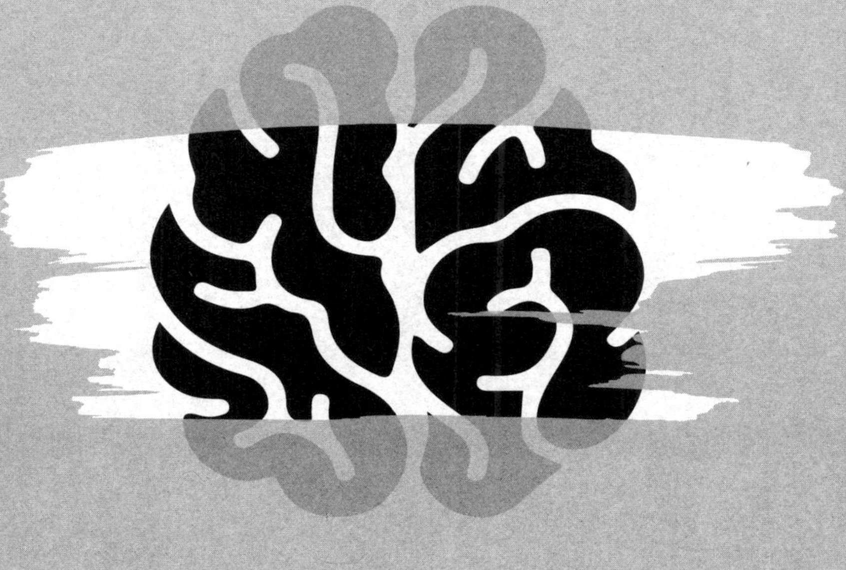

开车上班的路上，你在脑海中预演到达后需要完成的工作。随着思绪涌入，心率增加，你感到身体躁动，急于开工。虽然手中紧握方向盘，但脑海里却在敲击键盘，稳坐桌前。一台车横插过来，你突然陷入混乱的交通之中。身体启动应激反应，你变得更加紧张不安，也很生气。你按下喇叭，你和这个司机的纷争就此展开（真是个混蛋！他为什么横插过来？！）感觉不应受到如此对待。肩膀也蜷缩起来。在车流中穿梭时，你脑海中会浮现其他不公正的经历。

脑雾与分心，二者相辅相成。你总是心不在焉。人生不断地经历，周围事物也随之变换，但总像这样回想过去或是预测未来，将影响你对自身的体会。你从来没有全身心投入到此时此刻之中，因而总感觉自己拖沓，注意力难以集中。

练习正念与接纳，可以中断大脑反复跳跃于过去未来之间的倾向。正念意味着你对所有经历都给予冷静、温暖和专注的态度，无论喜悲，这样可以增强内心的亲密感和松弛感。

内在的放松逐渐向外延伸，对他人的关心、专注、同情和耐心也得以提升。

露娜的故事

如往常一样，露娜醒来时心情美好。她一边喝咖啡一边看新闻，而当家人过来吃早餐时，她开始变得烦躁。她深爱着丈夫和儿子，也会因为自己不够温和亲切而狠狠自责。她希望自己做得更好。

她总在拼命奔跑。作为一位母亲，同时也是企业家，她从未停歇。露娜形容自己的日常——像在试图解决一道永无止境的数学题，背景是纷杂的犬吠声，孩子们跑进跑出，手机响个不停，炉子上还烧着饭菜。

医学诊断的结果让露娜的压力成倍增加。几个月来，她一直忙于克服疲弱，以为这是工作繁忙和家庭生活失衡所导致。她开始感到背部疼痛、行走困难并且头昏脑涨。最后，医生给出了多发性硬化症的诊断。这让露娜更加无法承受。她唯一的选择就是加倍努力，维持下去。问题是她的身体早已筋疲力尽，根本就是心有余而力不足。

露娜自责道：我这是怎么了，无法完成自己的职责了吗？我必须加倍努力工作。这种压力过大的想法加剧了她的易怒情绪，身体愈发紧张不安。最终，她因疲惫和脱水而住院治疗。与此同时，她看到丈夫眼中的担忧，开始寻求我的帮助。

露娜开始练习正念与接纳。正如她所言，“此时此刻，我还能做什么呢？”她不再忽视身体信号，开始关注自己的呼吸节奏、紧张程度以及其他身体感觉。这细微的改变带来很大变化，她感到身体更加轻松自如，更加平静。

她也意识到，自己拼命工作是为了弥补对未来生活的不可知。她开始留出了“让我做自己”的空间，而不再试图解决问题。

像露娜一样，为了获得安全感和平静感，为了取得成功，你可能努力控制生活的方方面面。当把自己逼入绝境，内心的自我也所剩无几。自然而然变得焦躁易怒、心烦意乱，与当下脱节。如果这听起来也像你，那么接下来的练习将帮助你重新与当下建立连接。

练习：快速正念练习

在安静之处舒适地坐下来，进行深呼吸。现在，系统检查每一种感官，将全部注意力倾注于自己留心观察的事物上。关注此时此刻的所见所闻，所感所知……每当思绪游走，借助呼吸将注意力重新集中到自己的感官上来。

你将在本章中学习更多有关正念的知识。但先从同样重要的相关话题开始：接纳你无法改变的东西。

从痛苦到接纳

痛苦通常由两部分组成。第一部分是挫折本身：遭受损失、工作挑战、医疗诊断、全球事件、儿童苦难、恶性关系、经历创伤、截止期限、狂躁易怒、精疲力竭、超速罚单、相互排斥、关系结束、失败、失业、缺乏收入，等等。第二部分是我们对挫折的自我影响：“这不可能发生，我到底做错了什么？”“我必须解决这个问题”“他们怎么可以如此伤害我？”“是我不够好，所以这件事才发生在我身上。”第二部分也是一种持久执着的感觉，受到挫折的影响，我们没能恢复，或是在问题未能完全解决之前无法恢复。它让人感到自我挫败，同时也是我们唯一能够影响痛苦的部分。

我们可以通过接纳的方式，应对这部分痛苦产生的影响。全心全意地看待实际情况，看到它们真实的存在。我们不再希望事情有所不同，而是选择如何改善自己的处境，减少我们的限制。我们变得镇静自若，充满勇气，学会承认事实，也学会避免在无法改变的事情上浪费宝贵的精力。

当我们无法接纳时，就会变得愤怒而恐惧，浑身不自在，缺乏安全感。

想象一下，你已经预订了前往大溪地（Tahiti）的完美假期，花了很多钱预订一间水上小屋，那里铺着透明地板，鱼儿在脚下游来游去，还有豪华的甲板，可以让你随时跳进私人海域。抵达度假村时，你无比兴奋。当酒店工作人员用高尔夫球车把你带到酒店的普通房间——这不是你的水上小屋，你立即表示抗议："这肯定搞错了，我订的是一间水上小屋！"你提前几个月就订好了，接着拿出确认邮件作为证据。可是，度假村满负荷运转，已经没有空余的水上小屋，这次旅行是住不到水上小屋了。虽然酒店工作人员表达了诚挚的歉意，可你的愤怒可想而知：这不可能，这样不对，我无法接受！因为你为这次旅行存了好几个月的钱。仿佛他们从你身上夺走了你应得的一切，他们伤害了你，并且有意为之。

此时，你可以选择：陷入执着状态，甚至聘请律师，预订回国机票，或者你可以选择恢复理智。是的，目前情形并非如你所愿，但仍然可以继续享受美好假期：海水清澈、阳光温暖，山脉绵延起伏，四周绿树成荫。仔细看看你的房间，其实也很可爱，虽然没有想要的私人海域，但它确实风景怡人。学会接纳这种情形，就能在大溪地的小岛上享受宝贵时光。

生命只有一次，时间稍纵即逝。如果在自我批评中浪费精力、对他人怒不可遏、执着于改变我们无法控制的事情，那意味着我们将错过生活中其他健康快乐的部分。

对露娜来说，意味着接受因身体状况导致无法照常工作的事实。她承认，若不改变对自己的期望，病情会更严重。露娜与现实抗争了很长一段时间，带来无尽悲伤。但当她选择接纳时，才柳暗花明。露娜减少了工作，腾出更多时间与亲人相处，休息得好，身体也更强健。随着时间推移，她发现自己比此前几年更有存在感，也更专注和活跃。

接纳并不意味着你必须喜欢困扰你的任何东西。接纳也不意味着你的失败，或是放弃与屈服。而是意味着要认识到，有些困难客观存在，无法解决，难以控制，一厢情愿地试图解决你无法控制的问题，只会是一场失败的战斗，只会加剧痛苦。

在接受挫折和脆弱的那一刻，我们就获得了真正的力量，拥有了对环境的选择。看看下面这些例子：

当约翰承认母亲对药物严重成瘾时，他才意识到自己浪费了多少精力试图让母亲去寻求帮助。约翰开始把精力转而投入自己本身，投入奋斗目标和幸福生活之中。

当米娅接受了丈夫反复出轨的事实后，她不再为丈夫找借口，也不再为此感到精疲力竭。这股新的能量帮她考虑是接受夫妻治疗，还是办理离婚手续。

当犹大承认他的儿子利亚姆有学习障碍时，便不再因为儿子不够努力和懒惰而生气，父子关系也变得更加亲密。

当林赛承认自己不可能把每件事都做到极致，她不再自责，感到更加轻松自在。

当贝丝接受颈部疼痛不会消失时，她去看了医生，做了手术，使身体更加舒适。

看清事情的真相，意味着我们可以做出选择，帮助我们在当下感觉更好。

练习：践行接纳

回想生活中，你可以通过接纳来改善处境的例子。对于脑雾，这些想法可能会有帮助：

接纳你的极限

接纳自己不完美

接纳他人的帮助

接纳你的方法不起作用的事实

思考自己需要接纳什么，然后大声地说："这就是事实。"当你尝试接纳，哪怕只是一瞬间，看看自己是否能松一口气，不必费力隐藏或掩盖事实。也许其他选择也将成为可能。

现在，既然你已经试着接纳自己无法改变的东西，让我们回到正念，看看如何着手练习。

探索正念

我们或是身处于美丽景象之中，这里四季流转、光线柔和，或是蓝天绿树交相辉映，然而一切都被我们遗忘。同样，我们的人生经历——生儿育女、工作意义、自我认知、朋友家人、开怀大笑、浪漫亲密、感恩之心——都可能来去匆匆，无法尽情体验。

时间的力量强于一切。儿女成人，亲人离世，自然变幻，工作结束，背井离乡，身体受限，未来的日子越来越少。总有一天，我们会后悔，会期望更多：可能不是财富、声望或是工作，而是更多时间与他人相处，更多时间去欣赏世界、好奇地观察世界。

一次又一次地唤醒当下的体验，这就是正念。正念以古代灵修为基础，训练心灵，使人意识到此时此地正在发生的事情。正念训练可以减少抑郁和沉思，减轻压力，提高心理健康，改善人际关系满意度，并且提升注意力（Davis & Hayes，2011）。正念还可以有效地应用于各种场合，包括学校、工作、育儿，甚至可以帮助治疗疾病和身体疼痛。

正念的本质是在思绪游离时监控自己，然后轻轻地将注意力转移到当下发生的事情上。这很简单，只需专注于呼吸，关注于周围的声音、身体的感觉，或是某人在那一刻与你的分享。我们的目标并非永不分心，因为这不可能实现！目标是唤醒意识，建立对杂念的意识，放下它们，回归当下。

当你觉察自己正在经历愉悦感受——无论是与爱人或朋友交谈、享用美食、观察自然，还是与宠物相伴，都会对这类体验进行编码，让自己内心充实，怀有感激，感到自己与此息息相关。困难会无可避免地出现，而这些体验恰好能起到保护作用。

当你尝试观察自己的痛苦经历，而非将其拒之门外，这些经历会随痛苦减少而消散，你也会意识到自己未来需要什么。在人际关系中运用正念，真切地与人相处交流，能够改善人际关系，真正感同身受。当融入其中，行走、交谈，观赏自然、倾听四周，心态就会逐渐平和。

保持正念意味着友好地看待自身及相关经历，不失兴趣与关爱。以下是正念训练的具体方法：

避免评判

我们往往通过评判来简化抉择，让自己不那么纠结——对与错、好与坏、公平与否、喜欢与否。然而，评判却让我们陷入困境，而非寻得安宁。

保持正念意味着避免对经历之事妄加评判，而是顺其自然：它们客观存在，不好不坏。随着正念增强，当你评判个人经历时，可以不失本心；当脑海中浮现评判的念头时，也能轻轻提醒自己。

心怀同情

正念的障碍在于我们如何处理个人经历。快乐时，我们担心美好转瞬即逝，贪婪更多、需求更大，不断消耗。痛苦时，我们忧心苦海无边无尽，精疲力竭，自责羞愧，自我批评。善意看待所有经历，有助于增加快乐体验，减少痛苦感受。

练就温和柔软、开放接纳的内在力量，向心灵深处发出信号，提醒自己在那个特定时刻可以放心感受。例如，告诉自己，我注意到了，有这样的经历也没关系，一切都会过去。

充满好奇

具备好奇心的人，既不会主动略过任何体验，也不会紧紧抓住不放。你扮演着一个好奇的观察者，看着海上风暴来临，天色变化，风速加快，惊涛骇浪。你只需观察此时此刻的事物的特殊细节。

练习：日常正念实践

对待当前的事物保持正念。将手机放下，不受来电或短信干扰分心。运用正念的方法，放下杂念，专注于每一刻。示例如下：

呼吸：吸气时胸部扩张，感觉如何，呼气时又感觉如何？

刷牙：体会刷牙的感觉、牙膏的气味以及口腔的水流……

家务：专心家务，身体力行，逐步感受……

烹饪：关注不同的食物香气，切菜的质感，翻拌炉子或烤箱时散发的热量……

瑜伽：有意识地移动身体，观察身体每个部位的拉伸……

锻炼：通过每个动作感受身体力量，对身体机能心存感激……

晨间咖啡、茗茶：关注手中杯子的热量，品尝香气，观察身体的苏醒……

饮水：解渴，想象水流进入身体，略带凉意，唤醒你的身体机能……

淋浴：享受水花飞溅，泡沫细密，焕然一新的身体感受……

进食：放慢咀嚼速度，观察口腔内的食物的质地、味道和感觉……

走路：专注脚步的每一次抬起和落下，一遍又一遍……

驾驶：当观察周围、专心驾驶时，注意把握手中的方向盘……

育儿：陪伴时，不带偏见地接纳自己和孩子，就像此刻一样……

与人相处：不加评判地接纳自己和亲朋好友，就像此刻一样……

日常生活中，哪怕只有短短几分钟，也要坚持正念，逐步扩大练习。

经常练习之后，正念会帮助你变得轻松、平和。

正念与大脑

每次我们练习正念，大脑都会朝着平静、幸福和专注的方向发展。事实上，一项系统综述分析发现，冥想者大脑中至少有八个区域存在差异，其中包括学习、记忆、注意力和情绪调节等（Fox et al，2014）。

正念似乎可以缓解大脑杏仁核的压力和恐惧，帮助我们感觉更好。当我们学会放手时，杏仁核会减少活跃，我们的反应能力也随之降低（Kral et al，2018）。研究表明，经过八周的正念训练，参与者反馈他们的情绪和幸福感得到改善，这种改善与大脑中与情绪和觉醒相关的区域的变化有关（Singleton et al，2014）。

而你不必处于冥想状态，大脑也能将这种良好状态持续一整天。在八周的正念训练之后，研究人员通过功能性磁共振成像评估了参与者的大脑活动。扫描结果显示，杏仁核对情绪刺激的反应程度较低。即使参与者没有处于冥想状态，这种情绪反应仍然有所下降（Desbordes et al，2012）。

正念冥想与大脑中与情绪调节相关区域以及学习、记忆相关区域的灰质密度增加有关（Hölzel et al，2011）。充足证据显示，冥想者在记忆力和注意力的正常衰减以及相应的神经衰退方面，没有非冥想者那么明显。与非冥想者相比，长期冥想者随着年龄增长，其灰质衰退并不那么明显（Luders et al，2015）。对老年人的研究表明，正念可以改善某些神经过程，包括因年龄增长而减弱的过程（Isbel et al，2020）。

正念对多个脑区都产生很大影响，或许这是我们改善脑雾的强有力工具。每当监控自己，发现自己思绪缥缈或是陷入思维旋涡之时，就可以借助正念回到当下。你正在训练大脑脱离无关紧要的事物，回到真正重要的事情上来。

练习：让正念回归自我

若想真正焕然一新、重新集中精力，每每发现自己稍有空闲，暂做停留，找到自己身心的契合。

体会你的呼吸。

吸气时，感受胸腔挺起。

呼气时，感觉胸部回缩。

注意力游离时，轻轻将注意力转移到胸部起伏之上。

专注呼吸，保持片刻。

现在，觉察身体的状态。

从头顶开始，直至脚趾。

不加评判地注意身体感受——轻盈、沉重、紧张、压力、紧绷、放松、蜕变、冷热……

你没有试图改变任何事情。

只需用温暖、接受的态度去留意。

持续关注自己的身体感受。

现在，无论观察的如何，都要对自己报以仁爱体恤之心。

与自己独处，在自己身体里是什么感觉？

与其机械地转向社交媒体或网络搜索来寻求片刻休息，不如利用这些时间来减压和消除压力，而不是加剧压力。

长期练习你会与自身更亲密、更自在。久而久之，你会寻得内心平静之处，可以一次次回到那里。

重整旗鼓

即使你已经几天、几周甚至几年时间不曾留心，也可以在这一刻回到当下。用心对待自己与个人经历，接受这些经历，就能改变大脑，逐渐走向平静、清晰和专注。现在，让我们转向另一个让人陷入脑雾的因素：自我价值。当你开始完全接受自己，逐步成长时，内心的轻松与满足油然而生。

法则 8

RULE 8

借助自我关怀　克服低价值感

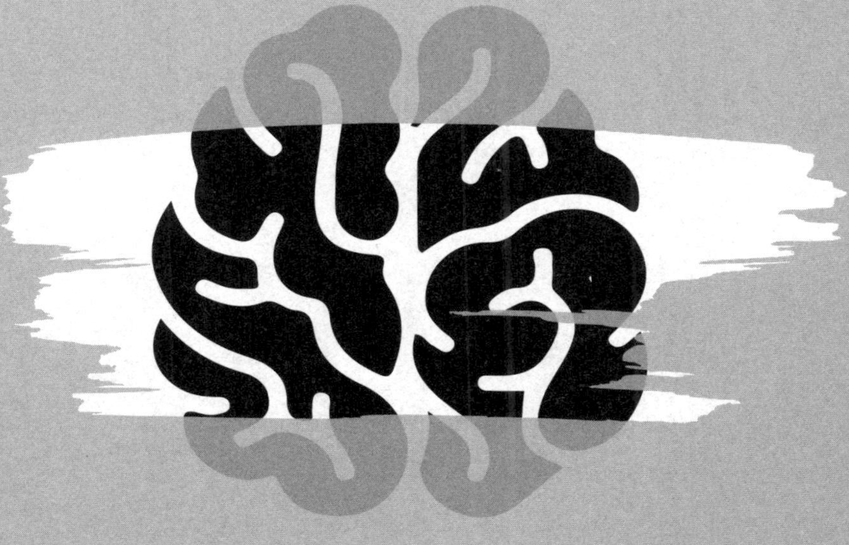

逃避自我，可能引发脑雾。如果你花时间权衡如何做好、如何表现更好，或是自欺欺人，让人以为自己很好，这不过是逃避自我。若是对此感觉熟悉，你可能正在过着双重生活。在亲朋好友面前，你似乎一切顺利，而在内心深处，却对自己的本质深深怀疑。这种双重性让你感到不安，因而在完美主义、优柔寡断、不信自己、担心失败、害怕抛弃、不敢独处或是严苛的自我批评中苦苦挣扎……

无论你在逃避什么，试图掩盖什么都会耗费精力，让自己难以游刃有余。你没有正视自我价值，而是害怕、逃避。你让自己忙忙碌碌、精疲力竭……什么都做，就是拒绝承认自我，不敢直面恐惧。

低价值感和脑雾症状逐步表现出来。首先，你可能格外努力，期望自己尽可能不断处理所有事务，这样人们就看不到真实的你。其次，你可能觉得自己无法满足个人或他人的期待，于是日渐麻木、按部就班地维持生计，却不采取切实可行的措施来改善处境。还有一种选择是在勉强与麻木之间摇摆不定。

不管怎样，关注自我价值能够改善脑雾症状。因为过度投入、麻木不仁，或是两者兼备，意味着不堪重负，没给自己留足专注感和踏实感。

与其逃离低价值感，不如学会把握自己，温柔地引导自己度过余生。培养与自己的亲密关系，即使失败、尴尬、孤独，也无须逃离。当隐藏在内心深处的能量充分释放时，你会发现自己头脑清晰，前路畅通无阻。

识别你的影子人格

低价值感人群往往会形成影子人格，这种虚假的自我，用以掩盖他们不接受自我或是不认可自我的现象。影子人格具有多种表现形式。下面的故事展示了影子人格的运作方式。

工作强迫症

肖恩事业有成，在工作中总是表现出色，鼓励团队成员，热情支持朋友和家人。他口碑很好，从未被任何事情击倒。在公开场合，肖恩工作效率惊人，富有感染力，被所有人视为偶像。私下里，却截然不同。每当他回到家，独处一阵，便会崩溃。他既不快乐，也没有目的，充满了自我怀疑。他讨厌独处，内心批判的声音在脑海里不断重演某天自己搞砸的场面。为了逃避自我，肖恩尽可能努力工作或是帮助他人。他推断，只要精神足够紧张，就会停止苛责自己。

完美主义

从小，吉娅就觉得她不属于自己。父母在她上小学时选择全家移民美国，她一直无法融入同龄人的圈子。更糟糕的是，在她上中学时，常常因为超重而受到欺负。无论是因为体型或是文化背景，种种经历让她感到格格不入。成年后，她通过追求完美来弥补早期创伤，似乎其他人从未见过那些缺点，就不会伤害她。她保持苗条身材，严格控制饮食，工作能力出色，导致她疲惫不堪，身心不安。与此同时，放弃完美主义更让吉娅恐惧，因为她认为自己会被“发现”，会暴露她所担心的不足。

优柔寡断

豪尔赫总是提心吊胆，缺乏安全感。他因害怕犯错而惶恐，所以使自己长期处于不稳定状态。每次需要抉择时，他都会赌一把，无论是很小的事情，还是关于工作或恋情的重要抉择。他会在脑海里一遍遍地思索，试图找到“正确”或是“最佳”的道路。豪尔赫也会担心自己专注投入一件事，反而会错过其他。最终，过度担忧导致了决策疲劳，他陷入困境，停滞不前。豪尔赫害怕做出决定，因为他不相信自己在做出了让人后悔的决定后，仍能重整旗鼓，仍能保持乐观。

自我批评

海伦娜聪明美丽、充满活力，时刻分析并审视着自己的一举一动。她和朋友们参加海滩派对，看起来很开心，但实际上脑子里却想着自己穿着泳衣的样子，有没有露出赘肉，说得够不够多，是否足够幽默，如何处理人际关系，如何让朋友们对其满意。她对社交生活的认真态度令人倾心，身边的人都渴望得到她的关注，与她共处。然而，海伦娜始终无法放松，也不能做回自己。尽管海伦娜有朋友、恋人以及很多社交活动，但总感到孤独茫然。与此同时，海伦娜也担心，如果她不坚持无情的自我审视，就会被人视作无物。

取悦他人

莉娅从小就知道，要想留住父母的爱，必须做到讨人喜欢。如果她犯错、让父母不开心，他们便会撤回关爱。长此以往，她创造出一个让父母满意的虚假自我，直到30岁之前，她生活的方方面面都是为了让别人对她满意。莉娅相信，若不事事优于他人，就没人会为她停留。她将过多精力给予他人，而人际关系之外，她对自身、偏好、欲望、需求和痛苦都毫无感觉。她心知肚明，但却害怕改变自己的为人处世，也担忧自己会失去所有关爱。

与旁人一样，莉娅为了避免看到真实的自己，也避免将之暴露于众，便养成了影子人格。想一想，你是如何避免不可接受的自我。承认影子人格的存在，及其存在方式如何夺走注意力，如何破坏内在安全感以及清醒的头脑的。

练习：展现自我关怀

花点时间，呈现影子人格。如果你放弃它，别人会怎么看你？你害怕暴露什么，或是被人发现什么？无论是什么，尽量接纳它：

对失败的恐惧……

怕被视作骗子……

怕被看作平庸之辈……

害怕被旁人忽视……

怕不被爱……

怕人离开……

畏惧内心批判……

担忧犯错……

害怕独处……

不愿相信自己……

当允许恐惧存在，你的身体感受如何？紧张、不安吗？心跳加快吗？试图摆脱吗？反之，想象一束温暖、关爱的光芒，照耀全身。这道光芒，让你的身体倍感安全幸福。

提醒自己，所有人都在与内心的负面情绪做斗争。无须因为自己没做斗争，就感到不值。用温暖关爱的话语来接纳自己。可以大声说，也可以自言自语：

“我接受你的一切，如同此刻。”

“当你经历这种沮丧和恐惧时，我也可以爱你。”

“我留心并关爱你的所有。”

承认自己努力逃离恐惧，只会让你更加疲惫不堪、与世隔绝：

“我知道了，你别无他法。”“我就在这里。”

“此刻的你，已经做得够好。”

吸气、呼气。只要有必要，就允许内心的这些恐惧存在。你可以体恤地接纳你对自己的担忧，甚至憎恨。观察自己的痛苦，同时为自己提供柔软而亲密的依靠。

起初，身处恐惧之中，坐立不安。但当你开始练习，无论害怕的是什么，它的力量都会开始逐渐衰减。

头脑与自我价值

遗传基因、环境体验、个人性格：这些都相互作用，为大脑绘制一幅持久蓝图。神经突触相互作用的方式反映了你认为自己长期以来有多能干、有多可爱。

消极的自我形象可能始于童年，由早期生活压力、创伤、家庭变动或是困难经历所导致，这些事件可能会让你感到与众不同、不可接受或是被人抛弃。此外，心怀善意的家人和老师也因只强调事业、成绩的结果，而忽视了努力奋斗、关爱自己、学会独处和享受自我等过程，这让孩子的自我感觉不好。孩子们成年后的接连失望，可能导致自我价值下降。

当你长期对自己消极不满，这种自我形象就会根深蒂固。每当心中感到脆弱、遇到挫折或感觉孤独，大脑就会产生消极的自我形象，引发同类痛苦。

同时，大脑还带有消极偏见，更倾向于在脑海中记忆并回放消极事件，而非积极事物。这意味着，我们可能会度过绝妙的一天，对自己感到满意乐观。但若其中混入一个负面事件，我们便会沉沦于此，将积极方面忘得一干二净。这种趋势属于生存机制，它将负面因素分类，意味着我们可以更好地抵御威胁、保护自己——如同草原上的大型食肉动物。然而，涉及自我形象时，回想负面的东西，会让人陷入消极情绪之中，而这些情绪或许并不真实。

感觉自己不够好，可能会成为一种强烈习惯思维，当你回忆起消极、失败的感觉时，大脑中的神经元一触即发。神经元网络会激发出已有的自我怀疑与自我批评模式。每一个新的消极想法都会让你想起过去，并落入循环的陷阱。

大脑维持消极线路，是因为我们不断告诉自己关于自身价值的负面信息。若是不给大脑机会转换视角，我们也会因此被束缚。大脑只有在反复研究新事物时，才能适应，才能成长。

你最初形成低价值感的过程，恰好与消除负面自我形象的过程不谋而合。激活善待自己的方式，才能开启新的神经元模式。每当参与新的生活体验，从中感到圆满、效能提升时，大脑的连接就会悄然改变。你越是尝试自我关怀、采取新颖行为，大脑就越容易对自己产生积极反馈。

你可以从用温暖和善意迎接每一次失败与挫折开始，采取新的举措，挑战对自身的负面假设。

直面内心的批判

面对内心的批判，先想想你会如何与心爱的孩子交谈。如果孩子在友情或学业上遇到困难，你会提醒他们过往的其他挫折吗？（“你总是这样！真不敢相信你又搞砸了！”）当他们不高兴时，你会大喊大叫并且羞辱他们吗？（“你太夸张了，太黏人……别闹了！”）你会告诉他们没有能力吗？（“反正也是失败……没有必要尝试。”）你会告诉他们，若是无法让人开心，若是不够完美，就没有人会爱他们，没有人想和他们待在一起吗？你会鼓励他们独坐在黑暗房间，吃着垃圾食品，想着生活有多糟糕吗？你会劝阻他们，不要谈论令人不快的事情吗？因为没有人在乎，因为这很尴尬？

你可能在想，绝无可能！我永远不会那样对待别人。但请你此刻思考一下，是如何对自己说话的。你的内在心声是什么，脑海中评论、评估和评判自我经历的小声音又是什么？

我们都有内在心声，如同呼吸的空气一样，它就在那里。与自己的对话方式及其选择，都有可能将你高高捧起，或是重重摔下。如果你对自己的语气充满批评、惩罚、羞辱、拒绝或是苛刻，说明你并不真正关心支持自己，还为自己的失败埋下伏笔。

有时我会让客户大声说出对过往挫折或困难的感受。当他们听见自己说话如此不留情面，往往非常震惊。他们与负面心声长期共存，日复一日，忽略了那种刺耳语气对自己的阻碍。

你是自己的最强盟友。如果你不坚定地支持自己，那么很难走出任何困境，也包括脑雾在内。也许这本书中的练习对你来说很有意义，但若是在这个过程中，你的内在心声斥责你——告诉你，这有什么意义？这根本行不通，我永远不够好，或是我有太多需要改正之处，那么你就失去了坚持自我成长的意愿。

你可以通过培养温暖包容的心声来改变这个模式，哪怕历经风雨，也需要学会无条件关爱自己。这一过程的开展从了解如何支持内心深处的自己开始。

练习：改变心声

试想，例如家人、朋友、恋人、老师或是医生等真正关心你的人，在困难关头会对你说些什么。现在对自己说出来吧。

或是回想一下童年某个糟糕的瞬间。你还记得被人冷落或是感觉不好吗？你希望从自己或关心你的人那里听到什么？在内心深处，你相信哪些话能够助你渡过难关，并且仍然珍视自己？现在就对自己说吧。

以下是可以用来与内心深处保持一致的心声：

你很了不起，保持这样。

你表现够好了。

我们可以解决的。

即使苦苦挣扎，你也自有价值。

你并不孤单，其他人也有与你类似感受。

我爱你。

我会一直在这，帮你找到出路。

完美，甚是无趣。做你自己，终将美好。

世人皆苦，你非特例。

你值得世间一切美好。

你的价值远超旁人的估计。

即便挣扎，一样能成长进步。

我喜欢你所有的癖好；喜欢有趣的你。

有所归属。

你比想象中坚强。

与困难抗争，乃是天性。

与人交心，感觉良好。

寻求帮助。一个人难以应对。

每当意识到消极心声的出现，温和轻柔地提醒自己。建立这种意识、辅以简单话语，就能开启自我沟通的全新方式。安慰、支持的话语，最终自动出现。

接受新体验

自我价值不仅取决于脑海中的叙事变化，还取决于你每天采取的行动。对自己的体会保持一成不变，就很容易成为自我低价值感的佐证。事实上，体会相同，是因为你做着同样的事情，和同样的人相处。关键在于完全接纳自己，在特定的领域中努力成长。

这一过程，可以从列出想要努力的具体方向以及可以采取的积极措施开始，努力提高自我价值。下列建议，供您参考：

直面工作强迫症。每周花上半日独处，享受自我。写日记，品美食，看电视，去郊游……无论如何，学会与自己健康相处。

反对完美主义。开始全新的奋斗，不求关注、不为成功、也不期待他人赞赏。只是简单地为了自己的快乐。

停止取悦他人。留出空间考虑自己在取悦他人以外的人生目标和欲望需求。克制强迫自己为他人牺牲的冲动。相反，问问自己，此刻需要什么？

摆脱工作桎梏。与雇主、导师或就业指导谈谈如何激发你的工作活力，或者考虑一下换份工作、参加培训、攻读学位之类有助于职业发展的事情。

应对无助。如果感到无能为力，感到一败涂地，尝试去接受新的挑战。在孩子学校或社区活动中做做志愿者，为家里打造 DIY 项目，或是整理壁橱、腾出空间。竞选当地的政治职务，或是成立一个充满意义的工作组。

走出社交困境。参加不同的社群小组，例如交友、锻炼、阅读之类，或是接触到不同类型的人群，他们会以不同视角看待你，也能帮助你认清自己。结交新的朋友，提高自我价值。

直面犹豫。去做些不起眼的小事，只为自己，无须旁人知晓——园艺、宠物、锻炼、交友、志愿服务。即使感觉不太喜欢，也要保持专注。

减少自我批评。走出舒适区，尝试新事物。选择过去因为你害怕别人眼光而不敢去做的事。

塑造健康关系。考虑进行治疗，或是阅读自助书籍，来改善沟通与关系。考虑是否需要结束一段束缚自我的关系，因其只会加深你的无力感。

重整旗鼓

没有人时时刻刻感觉完美。我们所能期待的最好结果，无非是安全舒适的房子，让内心深处的自我得以喘息。这意味着接受自己，努力通过新的体验来改变长期以来的消极认知。当你学会自我关爱，学会自我相处，才能意识到生活中缺失的乐趣。接下来，我们将探讨如何增加自发性和愉悦感。

法则 9

RULE 9

创意加上游乐　找回缺失的愉悦

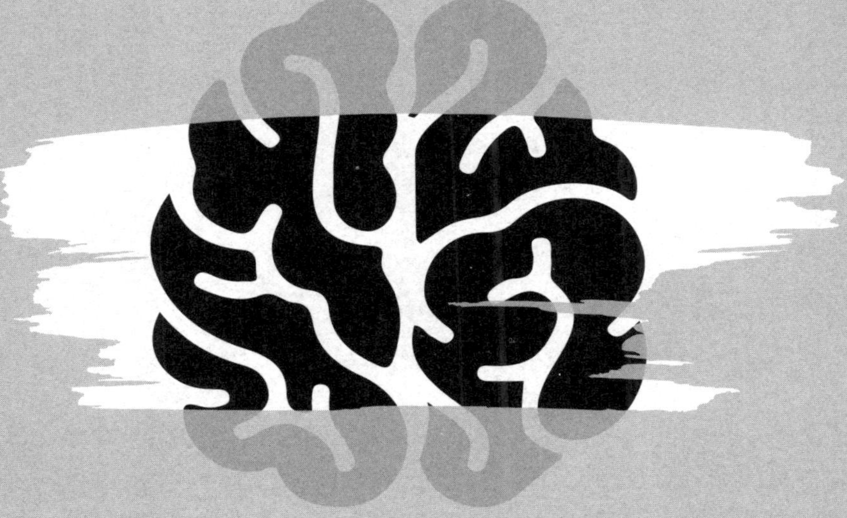

我常听客户把工作事业置于休闲娱乐之上。有些人努力奋斗，以期飞黄腾达。他们可以年纪轻轻就提前退休（“我终于可以放松下来，享受人生乐趣”）。有些人则把轻松快乐推迟到最小的孩子考上大学（“那时，我就有时间投入陶瓷相关的爱好了”）。然而，也有人激励自己无休无止地工作，最终以假期为奖励（“好吧，一月份可以不用工作了”）。你也是如此吗？

这种工作与娱乐的割裂，像是难以实现的幻想。如果你在日常生活中无法放松享受，度假时或退休后，也很难充分了解自己、创造幸福生活。度假时大脑仍然处于高速运转状态：海水太冷，服务器在哪里？！或者，你退休之后心里完全不知道没了工作该怎么办、做什么。孩子离开巢穴，剩下自己与伴侣独处，却发现根本不了解对方，也不知道如何使彼此开心。这种工作与娱乐割裂的另一个问题是，直到假期或是退休，直到孩子们离开，你始终感觉自己迟钝、衰老，缺乏活力。你可能耿耿于怀，觉得自己在人生道路的某一处失去了生命意义。一直努力工作让你不知所措，无法应对日常压力。

如果你没有时间放松，不可避免地会带来工作倦怠、动力缺乏、灵感消失以及各种不满的情绪。你每日按部就班，异想天开地以为万丈高楼平地起，彩虹尽头是金山。可日复一日，年复一年，只是工作，不曾娱乐。当下的娱乐，将在此刻和未来产生回响。应该为创意与游乐腾出空间，增进心理健康和人际关系，使人愉悦，改善大脑，赋予生活意义。

真正游乐的价值

现代人对完成任务或是履行责任的奖励是，稍后可以玩玩手机、喝杯小酒，这种想法本身就是对人类精神的严重忽视。手机、平板、电脑和电子游戏都易于获得，但也缺乏意义、并不新鲜，甚至让人疲惫不堪。非但不能提神醒脑，反而还产生视觉疲劳，就像狂看电视、暴饮暴食、酗酒吸毒一样，降低人的注意力。一旦回到手头工作，就会加倍疲劳、心神不宁、无法专注，需要更长时间才能完成目标。

可如今不幸的是，这种情形太常见了。缺乏健康的快乐方式，我们就会转向自我否定。你上一次真正的玩乐，是什么时候？

练习：回忆儿时的你

想知道什么能给自己带来轻松愉悦，不妨花点时间把自己当成小孩。还记得小时候喜欢做什么吗？是否喜欢待在外面，和小动物相处，创作艺术，玩玩游戏，尽情想象？还记得小时候在游戏区的感觉吗？

成年后，最后一次这种感觉是什么时候？是什么让你现在的生活能产生类似感觉？你能想象在什么样的场景下可能会再次感到轻松快乐？

创意与游戏给孩子们带来的快乐显而易见。让脾气暴躁的孩子参与其中，你会发现魔力无穷。那一瞬间，暴躁的孩子再次快乐起来，一天都会积极乐观，时刻精力充沛，与你亲密无间。对孩子来说如此，对成年人来说也是一样。即使只是几分钟的傻笑，也能调整情绪、充满希望，变得更加积极。

趣味性、愉悦感和创造力增加了我们对生活的热情，有助于提升心理健康水平、坚毅程度以及抗压能力。成年人的游乐与生活满意度密切相关，包括身心健康、追求快乐以及积极生活（Proyer，2013）。游乐也有助于我们正确看待压力，有效应对生活的起起落落。享趣的成年人承受的压力水平更低，更有可能采取积极、适应的应对方式。无趣的人则更有可能将压力归咎于自身，回避改善压力的措施；反之，享趣的人则更有可能直面压力（Magnuson & Barnett，2013）。

坚韧之人往往能够自然地积极管理压力，改善情绪状态。研究表明，即使是对愉悦事物的期待，也有助于从压力中快速恢复。例如，如果知道自己将要度过紧张一日，而也计划在一天结束时享受乐趣，那么你可能会更加游刃有余，从而减少压力。预想未来，激发积极情绪，有助于减少身体的压力反应。

体验愉悦，让内心深处重新焕发活力。感觉自己得以满足，充满趣味活力。缺乏创意，没有乐趣，成年人就会变得迟钝无聊。将游乐融入生活，会让你更加随和有趣。

心情愉悦，聚精会神

2014 年，心理学家彼得·格雷（Peter Gray）在他的 TED 演讲《游戏的衰落》（*The Decline of Play*）中描述了各种幼年哺乳动物如何通过游戏来演练成年生活。格雷谈到，游戏是动物调节身体机能与情绪反应的方式，从中学习如何合作以及其他社交技能。当研究人员剥夺幼年哺乳动物玩耍的机会，这些动物发生了明显改变；它们无法有效地处理其他动物的社交信号，也难以调节自身恐惧反应。

与其他哺乳动物一样，人类的童年游乐对大脑生长和神经元连接至关重要也影响着成年后情感技能、认知技能和社交技能的发展。由于大脑容量与游乐需求相关，人类孩童玩耍的次数远超其他哺乳动物（Gray，2014）。从很小的时候起，孩子们就自然地玩耍，进而了解身边的环境。

人们对游乐和健康大脑的需求，并没有止步于儿童时期。研究表明，数字游戏或填字游戏等是一种刺激认知的娱乐活动，可以延缓认知能力衰退、减少风险，也可能降低日后患痴呆症的风险（Linwin et al, 2017；Yates et al，2016）。游乐还会释放出大脑中的内啡肽等化学物质，让人感觉良好，减轻压力，增强幸福感。简单的大笑能够引发大脑中的化学变化，减少焦虑，增加对疼痛和压力的忍耐性（Manninen et al, 2017; Louie et al，2016）。

玩乐、创造、犯傻、欢笑——都能让人暂时放下成年生活。即便是看些幽默的社交媒体，也能助长积极情绪、减轻压力，增强应对困难的信心（Myrick et al，2021）。

设想自己为某件事情努力的体验——可能是努力寻找解

决难题的办法，可能是发现自己对某项艰难任务束手无策，或是恪尽职守而筋疲力尽，由于这样那样的原因，自己陷入了愚蠢好笑的事情中，和同事朋友在一起开怀大笑。接着，再次回到工作任务上，似乎也不那么紧张了。突然间，你就能发现新的可能性，解决其中某个问题，或是让自己集中注意力。

当我们挣脱自我束缚，走进当下的快乐和奇思妙想时，大脑就会重新设置。哈佛大学的研究人员通过名为“快乐追踪”（Track Your Happiness）的应用程序发现了这一点。该应用程序全天对参与者进行追踪记录，让他们根据特定时刻所做的事情来给快乐程度评分，并反馈自己在那一刻的注意力是否集中。研究人员发现，参与者大约 47% 的时间都在思考手头之外的事情。最重要的是，这种“走神”是一个人不快乐的重要预测因素（Killingsworth & Gilbert，2010）。根据这项研究，无论参与什么活动，大脑专注于当下，我们都会比走神时更加快乐。当然，愉悦的事物也会让人们更加关注当前。这项研究中的案例表明，最快乐的人是那些在应用程序提示他们做出回应的那一刻，正在享受两性亲密关系的人！

我们全身心地投入幸福快乐之中。这种现象也出现“心流”中，这是一种体验到自己完全在场、超级活跃、彻底融入的状态（Gold & Ciorciari，2020）。在心流状态下，注意力和情绪保持一致，完全没有自我意识。人们在音乐、体育、性爱、宗教以及诸如艺术之类的创造性活动中，都会进入这种状态。

当然，有些行为状态无法一直出现，比如性爱与心流！这项研究提醒我们，从事喜欢的事情可以抵消消极偏见，或如第 8 章所言，大脑往往倾向于记住负面事件，不断重放。专注于当下时，既不会重放过去，也不会担心未来。

有意识地为生活中的愉悦时刻进行编码，为自发的游乐和创意腾出空间，回忆积极过往，预测美好未来，重新连接紧张的大脑。参与周围的乐趣，也是一种保护，让人摆脱紧张生活。那么，如何让大脑恢复活力呢？我们来谈谈这个问题。

记住如何玩乐

放下所有的成人烦恼，哪怕只是短暂片刻，这就是游乐的意义所在。起初专门为成年人设计的扭蛋玩具概念，完美体现了这一观点（Dooley & Ueno，2021）。在自动售货机上，随意旋转一下表盘，就会出现一个小小的玩具！这个东西本身的奇妙之处在于它们并不稀奇，而是普普通通，十分常见。扭蛋机器包括带喷嘴的微型煤气罐、配有管道和风扇的微型空调，以及迷你刨冰机等。这个东西之所以有趣，在于自动售货机会出乎意料地投送物品，看到日常物品以微型形式定格，也很幽默。扭蛋玩具给日本消费者带来了轻松滑稽的感觉。

游乐和创意就存在于这些不经意间的轻松、幽默或是新奇之中。最重要的是在游乐的模式下，我们并不追求什么目标结果，而是坚定地追求体验本身所带来的内在乐趣。除了特定时刻的愉悦外，别无他求。

因此，游乐并不以目标为导向：为了看起来充满创意选择陶艺，为了赢得马拉松比赛参加跑步，为了一桌美食而下厨。这些目标不错，因你喜欢手中陶土的感觉，所以游乐就是陶艺。喜欢感受身体和力量，所以游乐就是跑步。喜欢在做饭的时候跳舞，喜欢大脑当下的愉快，所以游乐就是下厨。

还有更多事情可以为生活带来无限乐趣：

骑车兜风

开开玩笑

你追我赶

欣赏艺术

创造艺术

填色

涂鸦

看一部喜剧小品

欣赏音乐

唱歌

演奏一个乐器

跳舞

探索一个新的地方

做木工

读诗歌

收藏物品

个人写作

列出自己的优点

写下你的美好过往

亲密性爱

填字游戏，棋盘游戏，智力游戏

做些傻事

吉吉想起了自己对工艺美术的热爱，于是重新开始画画。西蒙回忆起骑马的快乐，于是前往当地马场。塞西尔回忆起对大自然的热爱，开始照料盆栽。杰克记得小时候很傻很有趣，于是开始在当地的一个开放式麦克风活动中表演脱口秀。玛德琳小时候喜欢在附近跑步，所以玩起了极限飞盘。乔什回忆起对乐高的兴趣，开始修复旧船。

你会怎样选择？没有正确答案。关键是要与过去的轻松快乐联系起来，设法将其带入你当下的生活。

玩乐心态

我们之所以不常给自己留足自由、懵懂和创意的空间，在于作为成年人，我们习惯将玩乐休闲看作是徒劳无益，看作是浪费时间，甚至毫无意义。许多成年人认为将时间花在自己身上是一种自私，因为这既不是为了实现目标，也不是为了家庭、事业、学业或者其他职责。如果你也感同身受，则需要转变心态。研究表明，将空闲时间视作浪费，会削弱你参与和享受的能力，与心理健康水平下降相关，例如焦虑和压力的增加（Tonietto et al，2021）。相信空闲时间有所助益，才能真正将其编码。

有趣的活动和创意并不能像完成工作或是清理打扫那样实现最终目标，但当我们回归目标任务时，这些不由结果驱动的事情反而会提高我们的效率和毅力。工作效率提高了，能够更好地看到解决方案，也更清楚自己需要做什么。此外，给生活增添一些乐趣，日常就会更有活力。玩乐也是与亲爱之人建立关系的方式。我时不时把 9 岁的女儿抱到床上，用枕头和毯子做一个真人大小的墨西哥卷饼。这一出乎意料的愚蠢举动让我们俩哄堂大笑。当我们放松下来、玩得开心时，会感到亲密无间。

对玩乐抱以积极的心态：这不是在浪费时间，而是在改善生活、心理健康、压力、人际关系，当然，还有你的大脑。每当我们开怀大笑、尽情玩乐或是发挥创意时，都在清理大脑；我们才能精神抖擞，做好高效工作的准备。

练习：考虑工作与游乐之比

当生活重任远超回报、奋斗目标远超乐趣，大脑就会迷雾重重。每当感到悲伤、迟钝，甚至与世隔绝时，你便心想，这所有的荣誉、事业、金钱、房子或是提拔，又有何意义？思考生活中工作与游乐之比。当你拿起这本书，或许已经比例失调。你需要在期限、职责、家务、账单等各种压力源与享受当下、放松欢笑、激情快乐、友谊、创意等福利之间取得平衡。理想情况下，天平应该向后者倾斜。当生活中充满新鲜趣味，大脑更容易预见积极事件，缓冲消极偏见。

想想你是如何享受生活的。有空间享受更多快乐吗？是什么阻碍了当下的玩乐？你是在为彩虹尽头的黄粱一梦而活吗？不必等待休假或是退休的才会有什么打算。你现在就可以恣意地生活，也有可能集中精力，解决问题。你也因此变得快乐有趣。

人们容易陷入消极情绪，但若对不同事物持开放态度，就有无限创意和游乐机会。重置大脑、获得快乐的关键在于编码这些美好体验。我们大方承认自己的愉快体验，大脑就有片刻时间追寻欢笑、享受玩乐，主动、投入地参与到快乐之中。下次当你发现自己处于愉悦、平静或是欢笑状态，请稍做停留，让大脑有机会接收这种状态。承认这段经历：笑起来感觉很好，或者我当下非常开心。让自己完全融入这一瞬间，记录这一刻的美好感觉，重新将大脑与欢乐连接。

重整旗鼓

走出迷雾，全身心投入生活的最后方法，就是为快乐腾出空间。成年人的生活往往严肃沉闷，目标明确、目的性很强，但当我们面带微笑、开怀放松，就能再次感受青春活力。你能体验这种惊人的心灵净化，重新开始，这不仅是在度过了灿烂假期之后，而且是在日复一日、每时每刻的自我体验之中。

现在，让我们把目前学到的所有方法结合起来，就可以逐步走出迷雾，重获光彩。

法则 10

RULE 10

踏实前行　战胜脑雾

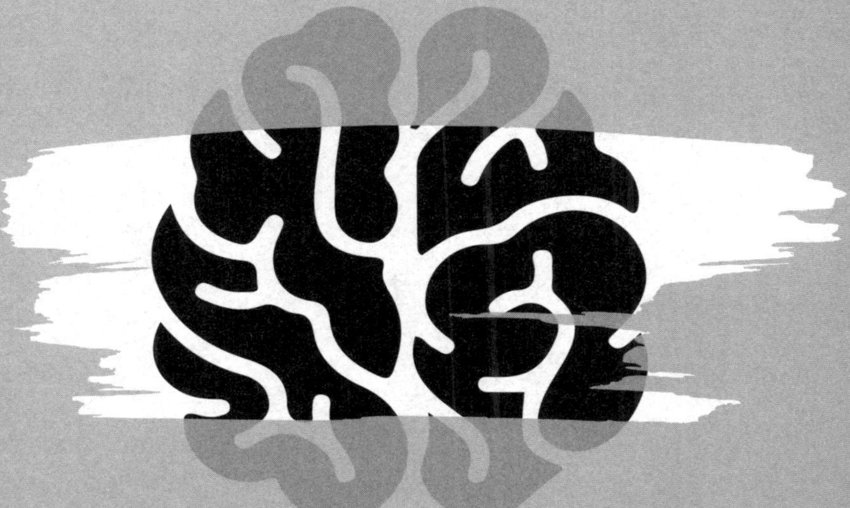

有了新的办法，就可以将脑雾置之度外，重回人生轨道。你可能已经清楚了自己的意图，了解需要做什么，也认识到本书中策略的有效性。但你是否有足够动力去采取行动，或是足够坚持地执行每一步？愿你有所启迪，但若和旁人一样，苦苦挣扎于养成这些日常习惯，那也情有可原。

长久以来，你的生活太过充实沉重，无法找到减轻压力的办法。改变为人处世或许让人觉得浪费时间、不甚必要，还有其他太多事情需要立即解决。也有可能，你从来没有健康的压力管理路径。在很长一段时间里，都以相同方式生存。对自身要求过高，或是身处对自身要求过高的人群和环境之中，脑雾就会出现。拒绝为自己提供所需的情感，会带来健忘、焦虑、分心、懒散、缺乏条理和烦躁易怒等后果。

正如我们之前所探讨，当你长期承受压力时，可能一直重复着某种生活，尽管你或许知道自己打发时间的方式并不健康，可每当醒来，又会循环往复。神经元映射的引导下，不知不觉中不健康的日常习惯就成了大脑的默认状态。

希望你们现在有了如何重建或是首次建立强大内心资源的路径。当你挖掘这些资源时，会发现自己已经做了充分的准备去面对逆境、冲突、责任与不安，也准备好迎接生活给予的快乐与回报。这个法则将探讨你需要采取的每个步骤，将其融入日常生活；还将涵盖如何信守自我的承诺，而不言弃。

无论过去有何体会，无论是否追悔莫及，你都有能力重新开始，做出改变，重获新生，始于当下……你愿意重新开始吗？让我们一起努力！

开辟全新道路

当你读完这本书，或许感到不知所措。你不知道如何将这些自我关爱融入现实生活。你可能怀疑自己是否真有时间，甚至怀疑是否真有回报。请记住，我们的所作所为、与人的交流以及内心的声音，会影响自身的感受与思考。若你认可这点，尽力滋养自我，并不会过于负担。

若是决心改变，每天坚持练习一二，就能看到效果。采用新的思维，与自身相处、照顾自己、与他人沟通——大脑逐渐有所转变。点点滴滴，日复一日，选择投资自身时，也在改变神经线路。假以时日，蓄意为之变得自然而然，引导你走向坚韧与幸福。

自我审视内心深处，是否坚信自己每走一步，无论多么微小，都能逐渐远离脑雾。许诺自我，有意识地将法则融入日常生活，如果忘了做到或是一时间失去目标、想要放弃，那么再次下定决心。

直面发展阻碍

即使出发点是好的，人类在养成新习惯的过程中也会遭遇各种限制。思考自我承诺意味着什么，问问自己在减少压力的过程中，会遇到什么障碍。哪些障碍可能会阻碍你应对各种压力，做出不同的反应？什么可能会阻碍你采取新的行为？再试想一下绕过这些障碍和做出改变的方法。例如，问题在于时间不够，能否提前半小时起床呢？或者，问题在于缺乏责任感，能否告诉朋友，请他们鼓励你呢？

让我们关注常见的成长阻碍，思考如何超越阻碍，其中包括自我评判、动力减弱、不知道从何入手、缺乏责任感和缺乏毅力以及如何超越它们等。

应对自我评判

有时为了逃避脑雾而完全忘却工作，有时筋疲力尽、根本不想考虑自己，有时压根不想面对应做的事情。你可能感到来自经济、职业和社会困境的压力，这些压力会使自我成长难以实现，甚至希望渺茫。

首先，思考对自己的期望，依据个人生活状态考虑这些期望是否合理。人们经常自责于成长过程中不够完美，低估了真正做出改变所需的时间精力。如果你认为现在做这种改变太过困难，尽量不要对自己妄加评判。同样，如果你相信自己而决定做出改变，就算不能一直实现日常目标，也不要苛责自己。

不合理的期望通常表现为自我评判和内心批评：啊，我又做错了。我很差劲，什么都做不好。我有点不对劲。我彻底完蛋了。我很失败。读完整本书，也无济于事。正是这些自我评判导致人们伤害自己、放弃努力，又回到他们以前的思维和做事方式。

没有人完美无缺，也没有人能完美改变长期的行为习惯。成长中的顺利并不意味着不再遇到挫折。与其拿不可避免的困难来评判自己，不如当作错失重要投篮的球员。放宽心态，继续留在比赛中，专注于下一次投篮。

从过去走向现在：只需重新聚焦，重新开始。热情拥抱未来，拥抱选择，重新投资自我。外部力量强大而无法对抗时，给予自己关爱，让自己接受。再次打开窗户，呼吸新鲜空气，你就会重新开始。

怎样应对动力减退

走向平静、日渐明晰的道路上，动力有时也会减弱。甚至可能忘记自己为什么读这本书，忘了最初的梦想。发现自己动力减弱，了解个人处境，甚至记录下来，都对未来有所帮助。先想想下列两种情形。

詹姆斯的故事

詹姆斯感到精疲力竭，从早到晚都在工作，没有片刻停歇。他一般早上 6 点打卡上班，在电脑前一坐就是 8 个小时。他很少停下工作、四处走动，很少吃零食，甚至很少洗澡。他短暂休息，与家人一起吃饭，但之后他又重新回到网上，工作到凌晨 1 点。他总是感到紧张。即使在睡觉时，也会半夜醒来，感觉身体紧绷。他受困于各种不确定性，难以做出抉择。精疲力竭，从来没有时间休闲娱乐，也没有时间和关心之人待在一起。每当空闲下来，他通常会靠电视机或手机稍做放松。而后，会因浪费时间而自责，因没有高效工作而内疚。詹姆斯会提醒自己，足够努力工作就能提前退休，过上轻松的日子。

艾丹的故事

艾丹工作时注意力非常集中，但在下午6点就被无情打断。当他忙完一天，知道自己可以做更多事情，但也希望生活不仅仅是眼前的工作。下班后，他会换身衣服，松弛下来。辅导孩子家庭作业，和家人一起玩乐，或是和伴侣看个电影。生活充实之余，艾丹每天都会留些时间给自己。简单冥想10分钟，做一些轻运动，或是仔细审视自己身心。周末，他很少工作。相反，他喜欢去看船展，并花时间整修旧船。他和伴侣亲密无间，喜欢与朋友、孩子共度时光。艾丹对此感到心满意足，充满感激。他偶尔考虑退休，但更希望持续自己现在的生活。

你的故事与上述两者相比如何？有所共鸣吗？花点时间

反思自己，去过哪里，正在转向什么，这样就可以在最需要的时候提醒自己。

练习：写下你的故事

在阅读本书之前，先在日记中写下你的故事。回想你的感受。

情绪激动吗？

压力过大吗？

身体感觉如何？

紧张、烦躁，或是身体不好吗？

想想自己有多心力交瘁。情绪如何？

压力过大、健忘、杂乱无章？

觉得所爱的人是如何看待你的？

有多了解自己的生活和身体？

现在写下未来的新故事吧。希望自己的外在生活如何，想让内心感受如何。思考现实自我，以及正在转向什么。身体是否平静放松。

描述脑海中浮现的想法或图像。希望情感自我散发出什么？安宁、幸福、存在？

用自己的话来描述想象的感受。如果你更自在，生活会是什么样子？能做哪些现在不能做的事情？

一次次地回到你的新故事之中，激励你前进，开始新的生活。

确定从哪里开始

你已经走到这里，所以你很可能相信这些方法于你有益。思考如何开始，会让人不知所措。创建一个方法清单，帮助你摆脱精神消耗，走向平静和清晰。

克服脑雾的工具

以下是本书中讨论过的诸多工具：

- 列出你所能掌控和无法掌控的事物。
- 列出你可以采取的步骤，改善当前问题。
- 学会接受不确定性，这是生活中不可避免的一部分。
- 花 15 分钟专注于自己的目标。
- 给朋友打个电话，在谈话中集中注意力。
- 和朋友谈谈你所面临的困难。

- 参加志愿活动。
- 散步。
- 减少电子产品使用时间。
- 早上醒来的第一件事，不要看手机。
- 减少酒精和药物的滥用。
- 避免沉迷电视、电子游戏或色情内容。
- 投身社会需求。
- 远离科技产品，睡前阅读。
- 与朋友分享你通常疏于分享的东西。
- 花点时间闲聊。
- 想象温暖柔情的光芒，照耀全身。
- 花 10 分钟检查自己的情绪。
- 通过谈话或写作来表达自己的感受。
- 慢慢吸气，数到四；慢慢呼气，数到四。
- 当你吸气、呼气时，想象平静的画面。
- 进行渐进式肌肉放松：吸气时，收紧全身肌肉，数到三；呼气时，放松每一块肌肉，数到三。
- 关注自身营养。
- 注重健康睡眠。
- 锻炼。
- 参与放松活动。

- 在大自然中度过片刻：一边呼吸，一边观察树叶树枝，抬头仰望蓝天白云。
- 减少或停用咖啡因。
- 思考个人思绪。
- 挑战不切实际的想法。
- 注意你的灾难化倾向。
- 识别错误结论。
- 放弃反刍思维，积极解决问题。
- 记录你的想法。
- 用心吃饭。
- 专注于每种感觉。
- 试着接受。
- 花 10 分钟专注于呼吸及体感。
- 给自己温暖的话语鼓励。
- 尝试新体验。
- 让玩乐重回生活。
- 记住儿时开心玩乐的感觉。
- 努力增加生活乐趣。
- 记下生活中的所有美好。
- 支持自己。

如果本书中克服脑雾的法则更具吸引力，那么将其作为主要解决办法。一旦知道想要关注什么，就可以制订每周计划，付诸行动。

练习：创建每周计划

接下来一周，尝试在日历上写下每天愿意采取的一两项新行动。如果当天忘记或是没有执行，第二天再重新开始吧。我们探讨过的练习基本上需要 15 分钟或更短时间。体育锻炼通常需要更大决心，但请记住，即使只是 15 分钟的运动，也对大脑有益。

每周计划可能非常简单，直击要害。例如：

星期一：10 分钟的正念冥想。喝一杯富含果蔬的奶昔。

星期二：绕着街区散步 15 分钟。审视自我情感。

星期三：与一位老友通话，聆听并分享。看一场喜剧小品。

星期四：记录思绪，识别任何错误结论。在关键位置贴上便签，表达关爱与接受。

星期五：洗个热水澡，放松身心。花 15 分钟写下工作、家庭或社交的长远目标。

星期六：读一本好书。用心吃好每顿饭。

星期日：在大自然中徒步旅行，治愈心灵。在当地做志愿者。

为自己腾出空间，即使每天只有 15 分钟，这个简单行为能让你形神合一，活在当下。

开诚布公　保持责任

人们觉得自己必须隐藏脑雾，导致了它的持续存在。这时，冒名顶替综合征（imposter syndrome）① 出现了。你在同事、家人和好友面前，假装情况良好。隐藏脑雾耗费精力，而开诚布公却带来新的能量，激活内心，让你保持动力、走上正轨。

每当我们培养新习惯时，让他人了解培养的目标，就更容易成功。大声说出来，让它更真实，也让你更难回避和否认。

与人分享，构建支撑，让人知道你读过这本书，知道你

---

① 具体可参见中国科学技术出版社于 2024 年 7 月出版的图书《原来我值得：冒名顶替综合征疗愈手册》。——编者注

意识到了自己的脑雾。也分享提升思维和精力的目标方向，分享现在努力的方面。努力让自己负起责任，与人谈及自己的进步、挫折和发现，也谈及在厘清思绪的过程中自己需要实现什么。

在手机日历上设置提醒，在镜子前或汽车仪表盘等明显位置贴上便签，也有助于保持正轨。简单的“呼吸”提示，能让大脑记住，为自己留出空间。

每月回顾自己的清单。记下生活中需要涵盖的以及需要避免的方面。重新对自己做出承诺，重新开始。

持之以恒

正如我们所探讨，当被要求做出不同行为时，大脑并不兴奋。我们需要付出努力，才能创造新的行为模式和生存方式。这就是为什么成长之路崎岖不平，从来没有我们想象的一帆风顺。这也是为什么我们变得疲惫、懒惰，想要回到过去的简单模式。

当你想要放弃，提醒自己成长必然需要经历痛苦。而经历痛苦就意味着成长，把自己推出舒适区，才会发生改变。想成功寻得平静与专注，取决于内心深处的信念，长期坚持就会有回报。即使遇到挫折、艰难度日，或是努力工作仍感觉糟糕，并不意味着你的失败。与其每时每刻地关注自我的进展，不如从现在开始，定期复盘，每一个月、每两个月……或是每半年。专注于成长的大局，而非拘泥于做得不好的细节。

最重要的是，当你遇到挫折或是忘却走出迷雾的目标时，只需重新调整，再度出发。久而久之，你会看到一个更加清晰的生活模式。

重整旗鼓

在这一章中，你对自己做出了重新开始的承诺。你知道，此时此刻，自己有能力做到。除了理解本书中探讨的法则外，现在还制订了如何将这些法则应用到日常生活中的具体计划。无须花上几个小时或是几天时间来完成任务，也无须在成长过程中追求完美。但你确实需要下定决心。每当想要放弃，给予自己温暖关爱，全然接受。而后，允许自己重拾决心，一次次回到平和之路。

参考文献

American Sleep Association. 2022. “Sleep and Sleep Disorder Statistics.”

Bavelier, D., M. Dye, and P. C. Hauser. 2006. “Do Deaf Individuals See Better?” Trends in Cognitive Sciences 10 (11): 512–18.

Baycrest. 2017. “Baycrest Creates First Canadian Brain Health Food Guide for Adults.”

Davis, D. M., and J. A. Hayes. 2011. “What Are the Benefits of Mindfulness? A Practice Review of Psychotherapy-Related Research.” Psychotherapy 48 (2): 198–208.

Desbordes, G., L. T. Negi, T. W. W. Pace, B. A. Wallace, C. L. Raison, and E. L. Schwartz. 2012. “Effects of Mindful-Attention and Compassion Meditation Training on Amygdala Response to Emotional Stimuli in an Ordinary, Non-Meditative State." Frontiers in Human Neuroscience 6: 292.

Dewall, C. N., G. Macdonald, G. D. Webster, C. L. Masten, R.F. Baumeister, C. Powell, D. Combs, D. R. Schurtz,T. F. Stillman, D. M. Tice, and N. I. Eisenberger 2010. "Acetaminophen Reduces Social Pain: Behavioral and Neural Evidence." Psychological Science 21 (7): 931–37.

Dooley, B., and H. Ueno. 2021. "A Tiny Gas Meter? The More Mundane the Better for Japan's Capsule Toys." The New York Times. October 8.

Fox, K. C., S. Nijeboer, M. L. Dixon, J. L., Floman, M. Ellamil, S. P. Rumak, P. Sedlmeier, and K. Christoff. 2014. "Is Meditation Associated with Altered Brain Structure? A Systematic Review and Meta-Analysis of Morphometric Neuroimaging in Meditation Practitioners." Neuroscience and Biobehavioral Reviews 43: 48–73.

Gold, J., and J. Ciorciari. 2020. "A Review on the Role of the Neuroscience of Flow States in the Modern World." Behavioral Sciences (Basel, Switzerland) 10 (9): 137.

Gray, P. 2014. "The Decline of Play and Rise of Mental Disorders." TEDx Talks, June 13.

Harvard Study of Adult Development. 2015.

Hölzel, B. K., J. Carmody, M. Vangel, C. Congleton, S. M. Yerramsetti, T. Gard, and S. W. Lazar. 2011. "Mindfulness Practice Leads to Increases in Regional Brain Gray Matter Density." Psychiatry Research 191 (1): 36–43.

Isbel, B., J. Weber, J. Lagopoulos, K. Stefanidis, H. Anderson, and M. J. Summers. 2020. "Neural Changes in Early Visual Processing After Six Months of Mindfulness Training in Older Adults." Scientific Reports 10: 21163.

Killingsworth, M. A., and D. T. Gilbert. 2010. "A Wandering Mind Is an Unhappy Mind." Science 330 (6006): 932.

Kral, T., B. S. Schuyler, J. A. Mumford, M. A. Rosenkranz, A. Lutz, and R. J. Davidson. 2018. "Impact of Short- and Long-Term Mindfulness Meditation Training on Amygdala Reactivity to Emotional Stimuli." NeuroImage 181: 301–13.

LeDoux, J. 1996. The Emotional Brain. New York: Simon

and Schuster.

Lieberman, M. 2014. Social: Why Our Brains Are Wired to Connect.New York: Crown.

Litwin, H., E. Schwartz, and N. Damri. 2017. "Cognitively Stimulating Leisure Activity and Subsequent Cognitive Function: A SHARE-Based Analysis." Gerontologist 57 (5): 940–48.

Louie, D., K. Brook, and E. Frates. 2016. "The Laughter Prescription: A Tool for Lifestyle Medicine." American Journal of Lifestyle Medicine 10 (4): 262–67.

Luders, E., N. Cherbuin, and F. Kurth. 2015. "Forever Young(er): Potential Age-Defying Effects of Long-Term Meditation on Gray Matter Atrophy." Frontiers in Psychology January 21.

Magnuson, C. D., and L. A. Barnett. 2013. "The Playful Advantage: How Playfulness Enhances Coping with Stress." Leisure Sciences 35 (2): 129–44.

Manninen, S., L. Tuominen, R. I. Dunbar, T. Karjalainen, J. Hirvonen, E. Arponen, R. Hari, I. P. Jääskeläinen, M. Sams, and

L. Nummenmaa. 2017. "Social Laughter Triggers Endogenous Opioid Release in Humans." The Journal of Neuroscience 37 (5): 6125–31.

Myrick, J. G., R. Nabi, and N. J. Eng. 2021. "Consuming Memes During the COVID Pandemic: Effects of Memes and Meme Type on COVID-Related Stress and Coping Efficacy." Psychology of Popular Media. Advance online publication.

Proyer, R. 2013. "The Well-Being of Playful Adults: Adult Playfulness, Subjective Well-Being, Physical Well-Being, and the Pursuit of Enjoyable Activities." European Journal of Humour Research 1 (1): 84–98.

Salinas, J., A. O'Donnell, D. J. Kojis, M. P. Pase, C. DeCarli, D. M. Rentz, L. F. Berkman, A. Beiser, and S. Seshadri. 2021. "Association of Social Support with Brain Volume and Cognition." Journal of the American Medical Association Network Open 4 (8): e2121122.

Schertz, K. E., and M. G. Berman. 2019. "Understanding Nature and Its Cognitive Benefits." Current Directions in Psychological Science 28 (5): 496–502.

Singleton, O., B. K. Hölzel, M. Vangel, N. Brach, J. Carmody, and S. W. Lazar. 2014. "Change in Brainstem Gray Matter Concentration Following a Mindfulness-Based Intervention Is Correlated with Improvement in Psychological Well-Being." Frontiers in Human Neuroscience 8 (1): 33.

Smith, P. J., J. A. Blumenthal, M. A. Babyak, L. Craighead, K. A. Welsh-Bohmer, J. N. Browndyke, T. A. Strauman, and A. Sherwood. 2010. "Effects of the Dietary Approaches to Stop Hypertension Diet, Exercise, and Caloric Restriction on Neurocognition in Overweight Adults with High Blood Pressure." Hypertension 55 (6): 1331–38.

Tonietto, G. N., S. A. Malkoc, R. W. Reczek, and M. I. Norton. 2021. "Viewing Leisure as Wasteful Undermines Enjoyment." Journal of Experimental Social Psychology 97: 104198.

Valls-Pedret, C., A. Sala-Vila, M. Serra-Mir, D. Corella, R.de la Torre, M. Á. Martínez-González, E. H. Martínez-Lapiscina, M. Fitó, A. Pérez-Heras, J. Salas-Salvadó, R. Estruch, and E. Ros. 2015. "Mediterranean Diet and Age-Related Cognitive Decline:

A Randomized Clinical Trial." JAMA Internal Medicine 175 (7): 1094–1103.

Vogel, S., and L. Schwabe. 2016. "Learning and Memory Under Stress: Implications for the Classroom." Nature Partner Journal Science of Learning 1: 16011.

Yates, L. A., S. Ziser, A. Spector, and M. Orrell. 2016. "Cognitive Leisure Activities and Future Risk of Cognitive Impairment and Dementia: Systematic Review and Meta-Analysis." International Psychogeriatrics 28 (11): 1791–1806.

Yeh, T. S., C. Yuan, A. Ascherio, B. Rosner, W. C. Willett, and D. Blacker. 2021. "Long-Term Dietary Flavonoid Intake and Subjective Cognitive Decline in US Men and Women." Neurology 97 (10): e1041–56.